CONTRIBUTION A L'ÉTUDE

DE LA

DYSENTERIE AMIBIENNE

ET DE

L'AMIBIASE AUTOCHTONE

CONTRIBUTION A L'ÉTUDE

DE LA

DYSENTERIE AMIBIENNE

ET DE

L'AMIBIASE AUTOCHTONE

PAR

Le Dʳ André BONNET

Elève de l'Ecole du Service de Santé Militaire
Médecin aide-major au 42ᵉ régiment d'artillerie de campagne.

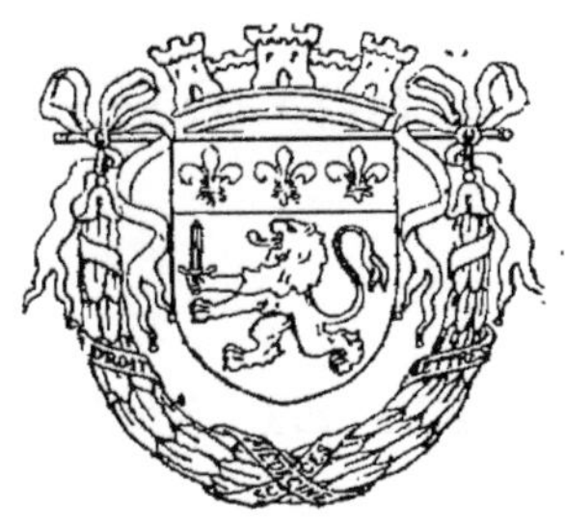

LYON

A. REY, IMPRIMEUR-ÉDITEUR DE L'UNIVERSITÉ
4, RUE GENTIL, 4

1917

A MON PÈRE ET A MA MÈRE

Dont la délicate tendresse a tou-
jours cherché mon bonheur.

A MA SŒUR

A MES GRANDS-PARENTS

A MON ONCLE

MEIS ET AMICIS

A Monsieur le Médecin-Major de 1re classe JOB

> Qui nous a aidé de ses conseils et a bien voulu mettre à notre dispotion tous les documents indispensables.

A Monsieur le Médecin Principal de 2e classe

MEYER

A MES MAITRES

**de la Faculté de Médecine de Lyon
et de l'Ecole du Service de Santé militaire**

A. B.

2

INTRODUCTION

Les nombreux cas de diarrhées dysentériformes constatés aux armées pendant la campagne actuelle ont attiré tout spécialement l'attention des médecins. De nombreuses recherches ont été faites pour découvrir la cause de ces affections, afin de pouvoir les combattre plus efficacement. Or, si parmi les cas constatés, certains d'entre eux étaient imputables aux bacilles dysentériques, d'autres relevaient incontestablement de la présence de parasites intestinaux.

C'est ainsi qu'à plusieurs reprises, on a pu mettre en évidence dans les selles dysentériques l'existence de *Lamblia intestinalis*, d'infusoires divers, d'*Ascaris lombricoides*, de *Trichocephalus trichiurus*, associés ou non au bacille dysentérique.

Mais de tous les parasites rencontrés les plus fréquemment, l'*Entamœla dysenteriæ* occupe certainement la première place. C'est elle qui est responsable de nombreux cas de désordres intestinaux et même de véritables épidémies d'amibiase. Cette affection, considérée jusqu'à présent comme une maladie purement exotique, nous apparaissait jusqu'au seuil de cette guerre comme étant dans nos régions d'une rareté exceptionnelle.

Avant le conflit actuel, elle était demeurée une maladie de la zone tropicale observée et étudiée principalement par des médecins anglais, français ou allemands dans les colonies d'Afrique ou d'Asie ou même en Europe sur d'anciens coloniaux.

Les quelques rares cas cités dans la Prusse orientale, en Autriche, en Russie, en Italie, en France même et dans certaines contrées de l'Amérique du Nord, étaient signalés comme des exceptions. On ne voyait en eux que des rechutes ou des guérisons incomplètes sans gravité aucune et le plus souvent incapables de donner naissance aux complications habituelles de la dysenterie amibienne. Mais les constatations récentes sont venues donner un démenti formel à cette conception.

Ce n'est pas sans surprise, en effet, que la guerre présente a permis de démontrer non seulement la possibilité de la persistance des crises dysentériques amibiennes dans la zone tempérée, mais encore la facilité d'implantation et de transmission de la maladie dans nos climats.

La multiplicité des cas observés au voisinage et au contact des troupes coloniales a tout de suite fait penser à son apport par les contingents indigènes. Il est certain que la quantité d'effectifs coloniaux recrutés pour combattre à nos côtés n'a pas été étrangère à cette brusque extension de la maladie. D'autre part, sa forme insidieuse, sans gravité apparente, n'a attiré sur elle l'attention que dans les cas nettement confirmés. Or, parmi les formes les plus contagieuses, ce sont précisément les états frustes, larvés, qui occupent la première place. Leur bénignité relative leur a permis de passer inaperçus aux yeux de médecins non avertis et les malades qui en étaient atteints ont propagé autour d'eux l'affection dont ils étaient porteurs.

Actuellement, le danger existe. De nombreux cas sont signalés de tous côtés dans des publications qui ne se comptent plus. La dysenterie amibienne peut donc à l'heure actuelle être considérée comme faisant partie de la pathologie de nos régions. Il serait cependant prématuré de dire si elle persistera avec la même intensité après le départ des effectifs coloniaux. Mais il est toutefois nécessaire dès à présent de la bien connaître afin de la dépister là où elle est et d'arrêter son extension par des mesures appropriées.

Le moment est venu d'en faire une étude d'ensemble. Tel est là but que je me suis proposé d'atteindre.

Mais avant de commencer cette étude, je prierai mes Maîtres de vouloir bien m'accorder toute leur indulgence. Ces lignes écrites dans la zone des armées, pendant les courtes heures de repos que me laissait mon service régimentaire, présentent assurément de nombreuses imperfections que je leur demande de me pardonner.

CONTRIBUTION A L'ÉTUDE

DE LA

DYSENTERIE AMIBIENNE

ET DE

L'AMIBIASE AUTOCHTONE

PREMIÈRE PARTIE

ÉTUDE CLINIQUE

CHAPITRE PREMIER

HISTORIQUE ET GÉNÉRALITÉS

Dès 1870, Lewis et Cunningham ont distingué aux Indes une forme nettement amibienne de dysenterie. Cinq ans plus tard, Lœsch[1] signale et décrit pour la première fois dans les selles d'un individu atteint d'une affection ulcéreuse de l'intestin une amibe qu'il désigne sous le nom d'*Amœba coli*. Ce fut depuis lors une opinion couramment acceptée que le syndrome dysentérique était dû sans aucun doute à la présence d'amibes dans l'intestin de l'homme.

[1] Loesch (F.), Massenhafte Entwickelung von Amaeben in Dickdarm (*Virch. Arch.*, 1875, Bd. LXV, 196).

Successivement, Lewis et Cunningham, Koch (1883) et Hlava rencontrèrent le même parasite dans les fèces des dysentériques. Grassi[1], en 1888, étudiant les protozoaires, parle du rôle pathogène des amibes. Nasse et Osler, en 1890-1891, Lutz[2], à la même époque, signalent la présence d'amibes dysentériques dans les abcès du foie et Kartulis[3], dans un ouvrage mémorable, se fait le défenseur de la théorie amibienne de la dysenterie. Il trouve de nombreux partisans parmi Councilmann et Lafleur[4], Massiutin[5], Kovacz[6], Kruse et Pasquale[7]. Mais en 1888, la découverte par Chantemesse et Widal d'un microbe spécifique avait déjà produit un revirement. Les travaux de Shiga et de Flexner aux Philippines tendirent à faire accepter l'agent microbien comme seul responsable des désordres intestinaux. Dès lors, les détracteurs de la théorie de Kartulis se firent de plus en plus nombreux et leur opinion fut d'autant plus facilement acceptée qu'à la même époque, nombres de chercheurs découvraient des amibes dans les fèces d'individus sains. Quincke

---

[1] Grassi, Morfologia et systematice di alcuni protozoi parasitici (*Atti Acad. dei Lincei*, vol. III, 1888).

[2] Lutz (A.), Zur Kenntniss des Amaeben Enteritis und Hepatitis (*Centralbl. f. Bakteriol.*, Bd. X, 189).

[3] Kartulis, Einiges über die Pathogenese der Dysenterie amaeben (*Centralbl. f. Bakteriol.*, 1891, Bd. XI, 365).

[4] Councilmann et Lafleur, Amaebic dysentery. (*John Hopkins Hospital Reports*, vol. II, 1891, nᵒˢ 7-9).

[5] Massiutin, Ueber die Amaeben als Parasiten des Dickdarms (*Centralbl. f. Bakterl. Referat*, Bd. VI, 451).

[6] Kovacz, Beobachtung und Versuche über sogen. Amaeben dysenterie (*Zeitschrift f. Heilk.*, 1892, Bd. XIII, 509).

[7] Kruse et Pasquale, Eine Expedition nach Egypten und Studium der Dysenterie und der Leberabcesses (*Deutsche med. Woch.*, 1893, 354 et 378).

et Roos[1], en 1893, signalent neuf fois sur vingt et une observations la présence de ces protozoaires dans les selles diarrhéiques de personnes ayant absorbé un purgatif salin.

D'autre part, Samarelli a pu se rendre compte que, chez des cobayes ayant succombé à l'entérite toxique produite par l'ingestion de toxine cholérique, le contenu intestinal contenait des amibes en nombre considérable. Pour lui, les amibes pullulent dans l'intestin de ces animaux dans tous les cas d'entérite toxique.

D'un autre côté, Laveran trouve seulement une fois des amibes sur 35 cas de dysenterie; Gasser, 45 fois sur 105: Kartulis, 18 fois sur 35; enfin, Kruse et Pasquale, 10 fois sur 35 cas.

Il semblait donc que la théorie amibienne allait sombrer à la suite de ces constatations et du coup que lui porta la découverte de bacilles dysentériques. Mais ses partisans ne se lassèrent cependant pas et continuèrent leurs recherches, si bien que déjà, en 1893, Councilmann et Lafleur décrivaient l'*Amæba dysenteriæ* que, dix ans plus tard, Schaudinn devait étudier d'une façon complète, sous le nom d'*Entamæba histolytica*.

Ce sont précisément ces remarquables travaux de Schaudinn qui sont venus éclairer la question. Il a su démontrer qu'en réalité on peut rencontrer dans l'intestin de l'homme deux espèces d'amibes : l'une

---

[1] Quincke et Roos, Ueber Amaebenenteritis *(Berliner klinische Wochensch.*, 1893, n° 45, 1089, Roos (E.), Ueber Infusoriendiarrhae *(Arch. f. klin. Mediz.*, 1893, Bd. LI, 505, et Roos (E.), Zur Kenntniss der Amaebenenteritis *(Arch. für experimentelle Pathol. und Pharmak.*, 1894, Bd. XXIII, Heft 6).

pathogène, l'*Amæba histolytica*, capable de donner naissance au syndrome dysentérique ; l'autre non pathogène, l'*Amæba coli*, fréquente chez les sujets sains. Grâce à cette différenciation précise, on a pu nettement distinguer deux sortes de dysenteries :

a) Une dysenterie causée par le bacille de Chantemesse-Shiga ;

b) Une dysenterie causée par l'*Amæba histolytica*.

En même temps que se faisait cette distinction étiologique, les auteurs admettaient également une distinction nette, basée sur la forme clinique et la distribution géographique.

La première, de forme aiguë, d'allure épidémique, fut considérée comme sévissant dans les régions tempérées ;

La seconde, d'apparence plus bénigne, affectant une forme chronique et endémique et pouvant se compliquer d'abcès du foie, comme sévissant plus particulièrement dans la zone tropicale et plus spécialement dans les régions chaudes et humides.

Mais le domaine de cette dernière affection paraît s'être considérablement étendu dans ces dernières années, si bien que, tout en conservant la distinction clinique, il n'est guère plus permis de maintenir intactes les limites de la zone d'action de la dysenterie amibienne.

Il faut remonter jusqu'en 1893 pour trouver les premiers travaux parus sur la dysenterie amibienne autochtone. Quincke et Roos[1], dès cette époque,

---

[1] Quinke et Roos, *loc. cit.*

signalent à Kiel des cas de dysenterie amibienne, et, en 1894, Roos fait paraître un mémoire sur les dysenteries parasitaires.

La même année, Lobas[1] publie des observations prises dans l'île de Sakhaline (Sibérie). Deux ans plus tard, en 1896, Manner[2] rapporte un cas typique, compliqué d'abcès du foie, à Vienne; à la même époque, Boas[3] et Borchardt[4] signalent l'existence de cette affection à Berlin. Letulle[5] étudie une forme de dysenterie sporadique qui n'est autre que la dysenterie amibienne.

En 1904, de nouveaux cas sont signalés par Albu en Sibérie, et, à la même époque, M. Dopter[6] fit publier un mémoire sur la *Transmissibilité de la dysenterie amibienne dans la zone tempérée*. Ces travaux sont les premiers qui ont paru en France sur la question. Ils ont eu le mérite de prouver que la contagion de l'amibiase pouvait avoir lieu loin de tout foyer d'origine. Il cite le cas de deux soldats de l'infanterie coloniale habitant Paris, n'ayant pas encore séjourné aux colonies, et qui furent contagionnés par

[1] Lobas (N.), Quinze observations d'entérites provoquées par des amibes [en russe] (*Vratch*, 28 juillet 1894).

[2] Manner (F.), Ein Fall von Amaebendysenterie und Leberabceen (*Wiener klin. Wochensch.*, 20 et 27 février 1894).

[3] Boas, Ueber Amaebenenteritis (*Deutsche medizin Wochensch.*, 1896, 214).

[4] Borchardt, Discussion sur la communication de Boas (*Verein für innere Medizin.*, Berlin, séance de 17 février 1896; et *Deutsche med. Wochensc.*, 16 avril 1896 (Vereinsbeilage, 73), et *Semaine Médicale*, 1896, 87).

[5] Letulle, Dysenterie sporadique (*Presse Médicale*, 25 décembre 1897).

[6] Dopter, Transmissibilité de la dysenterie amibienne en France (*Bull. et Mém. Soc. Méd. Hôp. Paris*, 1904, 1016).

des camarades récemment rapatriés de Cochinchine, où ils avaient été atteints de dysentérie amibienne. Ces cas peuvent être rapprochés de ceux que Jurgens signalait en Allemagne en 1896 et rapportés plus récemment en 1902[1].

C'était montrer à la fois, par ces exemples typiques, que la dysenterie amibienne était une maladie contagieuse et qu'elle était capable de se transmettre dans nos climats. Depuis lors, les observations se sont multipliées et, à partir de 1907, il ne s'est guère passé d'année qui ne soit venue augmenter la bibliographie de la question. Les auteurs les plus divers signalent l'affection un peu partout. Ce sont d'abord les travaux de Caussade et Joltrain[2] signalant, à Paris même, un cas de dysenterie amibienne compliqué d'abcès du foie : puis, la même année, ceux de M. le médecin inspecteur Billet[3], rapportant un cas observé à Marseille et faisant, à ce propos, une étude générale de la question.

En 1909, M. le médecin inspecteur Vincent[4] attire l'attention sur les porteurs d'amibes et sur le rôle

[1] Jurgens (R.), Enteritis chronica ulcerosa phlegmonosa entstanden durch Invasion von Amæben (*Verein für innere Medizin*, Berlin, séance du 3 février 1902 ; et *Deutsche medizin. Wochensch.*, 6 mars 1902 (Vereinsbeilage, 74).

[2] Caussade et Joltrain, Un cas de dysenterie amibienne avec abcès du foie d'origine parisienne (*Bull. et Mém. Soc. Méd. Hôp. Paris*, 15 février 1907, 167).

[3] Billet (A.), Sur un cas de dysenterie nostras à amibes (Réunion biologique de Marseille, séance du 11 juin 1907, et *Comptes Rendus de la Société de Biologie*, 6 juillet 1907 ; et *Semaine Médicale*, 1907, 336).

[4] Vincent, les Porteurs d'amibes (*Bull. Soc. path. trop.*, 10 février 1909).

important qu'ils doivent jouer dans la transmission de la maladie. C'est à lui, incontestablement, que revient le mérite d'avoir le premier noté la latence prolongée de l'amibe dans l'intestin humain. Martini, il est vrai, en 1908, avait déjà constaté la persistance du parasite chez des personnes d'apparence saine, faisant ainsi pressentir toute l'importance des formes frustes et des porteurs de kystes. A la même époque, Saundby et Miller[1] étudient en Angleterre un cas d'amibiase autochtone compliqué d'abcès du foie.

En 1910, un cas observé à Lyon fit l'objet d'un travail de M. Garin[2]. Les expériences qu'il fit à ce moment sur l'infestation de jeunes chats prouvèrent que cette contamination était encore possible *ab ore* avec des matières fécales desséchées depuis trois semaines. C'était dire que l'infection devait vraisemblablement se produire par l'ingestion de formes de résistance du parasite, et, l'année suivante, dans le Livre jubilaire du professeur Lépine, le même auteur fait une étude détaillée de la question.

En 1911, Jœger[3], à l'occasion d'une épidémie de dysenterie, recherche et décrit les amibes rencontrées dans les selles d'individus atteints de cette affection.

En 1912, à Lyon, dans le Service du professeur

[1] Saundby et Miller, A case of Amaebic dysentery with abcess of the liver in a patient who had never been out of England (*Brit. Med. Journ.*, 27 mars 1909).

[2] Garin (Ch.), la Dysenterie amibienne autochtone (*Semaine Médicale*, 24 août 1910; et *Contribution à l'étude de la dysenterie amibienne autochtone*, Livre jubilaire du professeur Lépine, chez F. Alcan, Paris, 1911).

[3] Jœger (M.-H.), Ueber Amaeben befunde bei epidemischer Dysenterie (*Berliner klin. Wochensch.*, 9 septembre 1911).

Teissier, MM. Cade, Thévenot et Roubier[1] signalent deux cas nouveaux d'amibiase autochtone. La même année, Marschall[2] en découvre un cas à Edimbourg dont la description est rapportée tout au long dans la thèse de Baudin[3], Gaillard et Brumpt[4] en constatent un autre à Paris.

En 1913, MM. Paviot et Garin[5], à l'occasion de deux nouveaux cas écrivent : « L'idée régnante dans l'opinion médicale courante est de considérer la dysenterie amibienne comme une maladie des pays chauds, et, par suite que les cas observés chez nous ne peuvent l'être que sur des sujets ayant habité les colonies. En réalité, cette idée est fausse; il n'y a pas que les pays tropicaux où puissent se développer les amibes pathogènes. » Et plus loin : « La découverte de quatre cas en deux ans (dans la région lyonnaise) prouve que cette affection est loin d'être rare. Il est certain d'ailleurs qu'un grand nombre de cas doivent exister qui passent inaperçus, car le diagnostic de cette affection repose surtout sur l'examen microscopique des selles et sur l'inoculation au jeune chat. Or

[1] Cade, Thévenot et Roubier, Deux cas de dysenterie amibienne autochtone (*Lyon Médical*, 1912, 115).

[2] Marschall (D.-C.), A case of amaebic dysentery occuring in a man who has never been out of Scotland. (*The Edimburgh Medical Journal*, mars 1912).

[3] Baudin, *la Dysenterie amibienne autochtone* (th. de Lyon. 1912).

[4] Gaillard et Brumpt, Un cas de dysenterie amibienne autochnone (*Bull. et Mém. Soc. Méd. Hôp. Paris*, 3 décembre 1912).

[5] Paviot et Garin (Ch.), Un nouveau cas de dysenterie amibienne (*Lyon Médical*, 27 janvier 1913; et Etude sur la dysenterie amibienne autochtone, *Journal de Phys. et Path. générales*, n° 2, 15 mars 1913, p. 342).

l'examén microscopique des selles est bien loin d'être
en usage courant à l'heure actuelle. »

M. le professeur Chauffard[1] disait la même année :
« Jusque-là c'est toujours au vague diagnostic d'entérite que se sont tenus les nombreux médecins consultés,
et toutes les médications usitées en pareil cas ont été
tentées avec le même insuccès (bouillon paralactique
et régime, traitement par le sous-nitrate de bismuth,
les opiacés, les antiseptiques intestinaux) ; notre malade
a passé par toutes ces étapes. Il n'a trouvé d'amélioration que le jour ou la dysenterie amibienne reconnue
on a eu recours au kho-sam d'abord, puis à la teinture
de Simarouba. Mais même ces deux excellents médi-
caments ne l'ont pas guéri et n'ont procuré que des
améliorations temporaires.

« Pourquoi cette série de méprises cliniques et théra-
peutiques ? Probablement parce que nous ne pensons
pas assez à la possibilité d'une dysenterie amibienne
autochtone, et nous nous contentons trop facilement
et sans examen suffisant du diagnostic banal d'entérite.

« Et cependant il est bien certain que, même en
France et chez des sujets qui n'ont pas d'antécédents
coloniaux, il faut compter avec le parasitisme amibien.
Pour ma part, dans ces deux dernières années, j'ai
observé deux cas d'abcès dysentériques amibiens du foie
d'origine autochtone. »

Le mémoire de MM. les professeurs Landouzy et

[1] Chauffard, Dysenterie amibienne autochnone. Guérison rapide
par la cure d'éméline (*Bull. et Mém. Soc. Méd. Hôp. Paris*, n° 12,
séance 11 avril 1913, 756).

Debré[1], paru quelques semaines avant la guerre, rassemble la plupart des cas connus (une quinzaine) et achève de mettre la question au point.

Mais c'est surtout pendant le conflit actuel que l'affection a pris une extension considérable. Les contacts incessants que nos troupes métropolitaines ont eus avec nos effectifs coloniaux, l'absence ou l'insuffisance des moyens d'évacuation des matières fécales, et en beaucoup d'endroits la souillure de l'eau potable n'ont pas été étrangers à la dissémination de plus en plus grande de l'affection. Cet apport par les troupes indigènes ou par les Européens revenant dans la métropole avait été déjà soupçonné en 1913 par MM. Paviot et Garin[2] : « Il est très probable qu'avec les échanges devenus incessants entre les pays chauds et l'Europe, un certain nombre d'amibes des régions tropicales ont pu être rapportées par des malades. Jürgens, en Allemagne (1896); Dopter, en France (1909), ont observé des cas de contage au voisinage des coloniaux. Dans les observations rapportées par ces auteurs, il n'y a aucun doute; les non-coloniaux atteints l'ont été par des amibes d'origine tropicale. » Mais, ajoutent-ils : « Il n'en est pas de même pour le malade dont nous venons de rapporter l'observation. Ce malade n'avait jamais été aux colonies et ne s'était jamais trouvé en contact avec des coloniaux, pas plus d'ailleurs que les trois autres malades lyonnais dont nous avons déjà parlé. Il y a donc lieu de

---

[1] Landouzy et Debré, *Comptes Rendus Acad. Méd.*, avril 1914.
[2] Paviot et Garin, Etude sur la dysenterie amibienne autochtone, *loc. cit.*

croire que les amibes pathogènes qui les ont infestés, appartiennent à des races indigènes depuis longtemps acclimatées dans nos régions.

« Cependant, l'étude cytologique des frottis que nous possédons ne nous a montré aucune différence essentielle entre l'amibe lyonnaise et l'*Amœba dysenteriæ* ou *Entamœba histolytica* de Schaudinn. Il n'y a donc pas lieu de créer une espèce différente. »

Nous pensons toutefois que la facilité avec laquelle l'affection s'est répandue prouve qu'il n'est pas nécessaire d'incriminer des variétés d'amibes acclimatées à nos climats. Les examens microscopiques, d'ailleurs. sont en faveur de l'identité de l'agent pathogène de l'amibiase autochtone et de la dysenterie amibienne exotique.

L'affection a parfois revêtu sur le front le caractère d'une véritable épidémie. C'est ainsi que, dès le mois de décembre 1914, MM. les médecins-majors Remlinger et Dumas[1] furent chargés de se rendre à Sainte-Menehould afin d'étudier « l'affection étiquetée dysenterie dont étaient atteints un certain nombre de malades hospitalisés dans cette localité », et de déterminer s'il s'agissait de dysenterie bacillaire, amibienne, ou de l'affection dite « diarrhée des tranchées » qui ne pouvait bien n'être qu'une forme particulière de paratyphoïde.

« Nous nous sommes trouvés, disent-ils, en présence d'une dysenterie ou d'une diarrhée dysentérique clini-

---

[1] Remlinger et Dumas, Sur une épidémie de dysenterie bacillaire observée dans l'Argonne (*Comptes Rendus Soc. Biol.*, n° 9, 28 mai 1915, p. 254.

quement typique. Le petit nombre des selles, la prédominance des émissions nocturnes, l'absence de complications, la tendance naturelle à la guérison, sauf dans
le cas d'apparition d'un syndrome capsulaire rapidement mortel, l'inefficacité du sérum antidysentérique, soit anti-Shiga, soit polyvalent (anti-Shiga,
anti-Flenner, anti–Hiss), sont les seules particularités
que nous ayons à relever. » Elles sont cependant
importantes à relever, car si les auteurs n'ont pu
mettre des amibes en évidence dans les selles des
malades, il est très possible qu'il fut question d'une de
ces formes d'association d'amæbo–bacillaire dans
lesquelles le bacille masque la présence des amibes.

En octobre 1915, en effet, MM. Ravaut et Krolunitski[1] signalent l'apparition d'une épidémie de dysenterie amibienne avec présence du bacille dysentérique.
Elle fut également étudiée par MM. Roussel, Barat,
Brulé et André-Pierre Marie[2] dont les travaux aboutissent aux mêmes conclusions.

Depuis lors, les cas se multiplient. Il serait oiseux
d'en faire la longue énumération.

Tour à tour, André Veil en découvre un cas à
l'hôpital de Benoîte Vaux, MM. Sacquépée, Burnet et
Weissembach[3] signalent la grande fréquence des

[1] Ravaut et Krolunitski, Epidémie de dysenterie amibienne avec
présence dans quelques cas de bacille dysentérique. Rôle tout à fait
secondaire de ce bacille (*Bull. et Mém. Soc. Méd. Hôp. Paris*, nᵒˢ 29,
30, séance 15 octobre 1915, p. 847).

[2] Roussel, Brulé, Barat et André-Pierre Marie, les Associations
de l'amibe et des bacilles dysentériques (*Bull. et Mém. Soc. Méd.
Hôp. Paris*. nᵒˢ 7, 8, séance 25 février 1916. p. 261).

[3] Sacquépée, Burnet et Weissembach (*Réunion Médicale*, IVᵉ armée, juillet 1915).

amibes pathogènes dans les selles de malades atteints de l'affection dite « diarrhée des tranchées » puis, MM. Rist et Roland[1] et M. Richet[2] attirent l'attention sur la facilité avec laquelle l'amibiase peut se transmettre dans la zone tempérée, et donne lieu à des complications.

Un cas découvert au bois Bouchot dans les premiers jours de l'année 1916 fit l'objet d'une communication importante dans une séance des *Réunions médicales* de la place de Verdun.

Quelques semaines plus tard, MM. Rathery et Bisch[3], étudiant la nature rebelle de l'affection dite « diarrhée des tranchées », estiment que la plupart de ces cas ne sont en réalité que de la dysenterie amibienne, et sont tout aussi capables qu'elle de donner naissance à des abcès du foie. A la même époque, MM. les médecins-majors Orticoni et Ameuille[4], écrivaient : « En cinq mois d'observation, dans un hôpital de contagieux dont le secteur correspondait à peu près comme chiffre de population à celui d'un hôpital de grande ville, et où les corps les plus divers se sont succédé, nous avons pu examiner et classer au point de vue étiologique vingt-huit cas de dysenterie. Sur ce nombre, nous avons trouvé dix-sept cas

---

[1] Rist et Roland, Un cas d'amibiase hépatique autochtone (*Réunion Médicale*, VIᵉ armée, 4 novembre 1915).

[2] Richet, Contagion de la dysenterie amibienne dans la zone tempérée (*Bull. et Mém. Soc. Méd Hôp. Paris*, 16 décembre 1915, p. 1199 et 1200).

[3] Rathery et Bisch, Abcès du foie et diarrhée des tranchées (*Bull. Acad. Méd.*, séance 4 avril 1916, p. 388).

[4] Orticoni et Ameuille, Sur la dysenterie amibienne autochtone (*Bull. Acad. Méd.*, séance 4 avril 1916, p. 390).

de dysenterie bacillaire, que nous négligeons momentanément, et onze cas de dysenterie amibienne què nous retiendrons.

« Trois malades seulement parmi les onze amibiens avaient vécu aux colonies (Maroc le plus souvent) et y avaient présenté des troubles intestinaux. Les huit autres n'avaient jamais quitté la France.

« Et, ajoutent ils, l'on peut dès maintenant se risquer à annoncer qu'elle est désormais entrée dans la pathologie des régions tempérées ou tout au moins de nos régions. »

Des travaux de MM. les médecins-majors Ravaut et Krolunitski[1] et des belles recherches qu'ils ont faites sur l'amibiase, il résulte que « nous devons nous habituer à cette idée que la dysenterie amibienne dans nos régions peut être soumise aux mêmes lois que beaucoup d'affections communes à nos climats » et que, de ce fait, « nous pouvons être appelés à la rencontrer au moment où nous y pensons le moins. Il est certain que les conditions de la guerre, l'affluence des contingents porteurs de germes nous ont mis dans des conditions spéciales; mais les faits que nous avons constatés doivent nous mettre en garde contre le développement de cette affection en France. »

Il faut donc admettre avec MM. les médecins-majors Orticoni et Nepveux[2] que « la fréquence des cas de

---

[1] Ravaut et Krolunitski. Pourquoi avons-nous failli méconnaître la dysenterie amibienne (*Presse Médicale*, n° 22, 17 avril 1916, p. 169); les Kystes amibiens (*Presse Médicale*, n° 37, 3 juillet 1916. p 289.

[2] Orticoni et Nepveux. Sur l'étiologie de quelques diarrhées et dysenteries rebelles (*Bull. Soc. Path. exotique*, t. IX, séance 10 mai 1916, p. 294).

dysenterie amibienne sont devenues un fait d'observation courante, non seulement chez d'anciens coloniaux, mais encore chez des sujets qui n'avaient jamais quitté leur pays d'origine et ne s'étaient par conséquent jamais exposés aux modes habituels de contagion par l'*Amæba histolytica* ».

Depuis lors, les publications de MM. les médecins-majors Job et Hirtzmann[1], de M. le médecin major Lebœuf[2], sont venues ajouter des précisions nouvelles dans l'étiologie et les caractères cliniques de l'affection. Les travaux de MM. Cade et Vaucher[3], de MM. les les médecins-majors Ravaut et Krolunitski[4], de MM. Ameuille et Tillaye[5], Noël Fiessinger et Edgar Leroy[6], ont jeté un jour nouveau sur certaines formes spéciales de l'affection.

[1] Job et Hirtzmann, Note sur l'amibe dysentérique, et Pathogénie et histo-pathologie de l'ulcération dans la dysenterie amibienne *(Bull. et Mém. Soc. Méd. Hôp. Paris*, n⁰ˢ 25, 26, séance 21 juillet 1916, p. 1235 et 1250); puis, Note sur quelques symptômes observés au cours de la dysenterie amibienne *(id.*, n⁰ˢ 27, 28, séance 13 octobre 1916, p. 1500).

[2] A. Lebœuf et P. Braun, Résultat de l'examen microscopique de quatre cent trente-six selles. Fréquence de l'amibiase autochtone intestinale et hépatique *(Bull. et Mém. Soc. Méd. Hôp. Paris*, n⁰ˢ 27, 28, séance 20 octobre 1916, p. 1602)

[3] Cade et Vaucher, Trois cas d'abcès du foie et amibiase dysentérique autochtone *(Bull. et Mém. Soc. Méd. Hôp. Paris*, n⁰ˢ 23, 24, séance 13 juillet 1916).

[4] Ravaut et Krolunitzki, Quelques formes cliniques de dysenterie amibienne autochtone *(Bull. et Mém. Soc. Méd. Hôp. Paris*, n⁰ˢ 19, 20, séance 9 juin 1916, p. 921).

[5] Ameuille et Tillaye, Hépatite amibienne suppurée autochtone et primitive *(Bull et Mém. Soc. Méd. Hôp. Paris*, n⁰ˢ 27, 28, séance 13 octobre 1916, p. 1448)

[6] Noël Fiessenger et Edgar Leroy, l'Evolution cachectisante rapide d'un abcès du foie au cours d'une dysenterie amibienne autochtone (analyse parue dans *Presse Médicale*, n⁰ 60, 26 octobre 1916, p. 484).

Il est donc important de connaître aujourd'hui les symptômes et toutes les formes cliniques de l'amibiase, afin de pouvoir la dépister dans toutes ses manifestations. Son caractère insidieux lui permet de demeurer méconnue et a déjà trompé bien des médecins. D'ailleurs, des observations récentes prouvent qu'elle est susceptible d'affecter des formes anormales dont le caractère clinique ne rappelle que de loin le tableau classique. En présence de telles constatations, il est indispensable d'en faire une étude détaillée afin de pouvoir la combattre et l'arrêter dans son développement.

CHAPITRE II

PATHOGÉNIE DE L'AMIBIASE

Depuis les travaux de Schaudinn, on est aujourd'hui d'accord pour admettre que la dysenterie amibienne est due à la présence dans l'organisme d'un parasite auquel cet auteur a donné le nom d'*Entamæba histolytica*. Mais les recherches de Viereck, en 1907, ont démontré qu'une autre espèce d'amibe, l'*Entamæba tetragena*, était également capable de provoquer le syndrome dysentérique. Le rôle pathogène de ces deux formes amibiennes, déjà hors de doute par la constatation microscopique, peut-être mis en évidence par leur inoculation au jeune chat auquel elles confèrent une dysenterie typique avec lésions intestinales comparables à celles observées chez l'homme.

Dès lors, il fut admis que deux types d'amibes pouvaient donner naissance à la dysenterie. Cette opinion ne fut pas acceptée par tous les auteurs. Les travaux de Hartmann, de Withmore et Hartmann (1912), de Wenyon (1912), de Walker (1913), de Craig et Darling, paraissent avoir établi que *Entamæba histolytica* et *Entamæba tetragena* ne sont que des phases d'évolution d'un seul et même parasite. James, au contraire, en 1914, étudiant les formes amibiennes rencontrées dans la zone du canal de Panama, revient à la dualité des formes et estime qu'il s'agit de deux variétés différentes.

Mais les recherches récentes de MM. les médecins-majors Job et Hirtzmann[1] (1916) tendent à prouver le bien-fondé de l'opinion des unicistes.

Après de patientes recherches microscopiques, tant sur des coupes d'intestins de jeunes chats infectés et sacrifiés à des époques différentes, que sur des selles de sujets atteints d'amibiase, ces auteurs sont arrivés aux conclusions suivantes :

1° Il est vraisemblable qu'il n'existe qu'une espèce d'amibe pathogène : l'*Entamœba dysenteriæ*.

2° On peut observer, suivant l'allure ou la période de la maladie, diverses formes correspondant à des stades d'évolution de l'amibe pathogène.

3° Cette évolution comprend trois phases essentielles : la schizogonie, la scissiparité et la sporogonie ou enkystement.

4° La shizogonie est essentiellement le stade pathogène. C'est elle qui permet la multiplication de l'amibe et sa dissémination dans l'organisme infecté. Ce mode de reproduction donne naissance à de petites amibes qui pénètrent non seulement dans l'intimité

---

[1] Job et Hirtzmann, Note sur l'amibe dysentérique *(Bull. et Mém. Soc. Méd. Hôp. Paris*, n°s 25. 26, séance du 21 juillet 1916, p. 1235; Pathogénie et histo-pathologie de l'ulcération dans la dysenterie amibienne *(ibid.)*.

des tissus, mais encore dans l'intérieur même des cellules. Leur taille réduite explique et permet leur transport facile et souvent rapide dans d'autres organes éloignés de l'intestin.

5° La scissiparité est un mode de reproduction restreint qui a un intérêt plutôt biologique que pathologique.

6° La sporogonie a une grosse importance au point de vue épidémiologique, car elle assure la continuité de l'espèce et la propagation de l'infection.

A chacune de ces phases d'évolution correspondent des formes successives qui peuvent se ramener aux types suivants :

1° Amibes de très petite taille provenant vraisemblablement d'une schizogonie ou de la germination de spores : elles mesurent de 2 à 6 μ, ne se rencontrent jamais dans les selles et caractérisent le début de la crise dysentérique.

2° Des formes de taille moyenne mesurant de 7 à 15 μ. Ce sont les premières qui apparaissent dans les selles au moment de la crise ; elles représentent le stade préhistolytica.

3° Les formes adultes de grande taille, de 20 à 60 μ, facilement reconnaissables dans les selles pendant toute la crise dysentérique et représentant les stades histolytica à noyau peu visible et tétragena à noyau net.

4° Les formes prékystiques de 12 à 14 μ, succédant aux précédentes. Elles se rencontrent dans les cas de dysenterie chronique ou subaiguë, dans les intervalles séparant les rechutes de la maladie, ou enfin dans les selles des malades ayant subi un traitement. Elles peuvent être rapprochées de l'*Amœba minuta* d'El-massian.

5° Les formes kystiques assurant la dissémination de l'espèce. Elles apparaissent au déclin de la crise et sont caractéristiques des états chroniques.

Sans entrer dans tous les détails, il est cependant nécessaire de donner quelques précisions sur les caractéristiques de ces différents stades.

Pour chacune d'elles, nous décrirons en même temps le rôle qu'elle joue dans la pathogénie de l'ulcération intestinale, dans la propagation de l'espèce et la dissémination de la maladie[1].

L'amibe absorbée sous forme kystique, pénètre dans les voies digestives; les spores, mises en liberté par désorganisation de la membrane du kyste, ne tardent pas à germer et donnent naissance à des corps amæboïdes qui, grâce à leurs petites dimensions, peuvent pénétrer dans les cellules de la muqueuse intestinale. Sur des coupes d'intestin de jeunes chats infestés expéritalement et sacrifiés à vingt-quatre, quarante-huit heures ou trois jours après le début des premières selles dysentériques, on peut apercevoir dans la lumière des tubes glandulaires et dans les cellules intestinales elles-mêmes des amibes de très petite

---

[1] Nous remercions tout particulièrement M. le médecin-major de 1re classe Job d'avoir bien voulu mettre à notre disposition tous es éléments nécessaires à l'exposé de cette question.

taille, de 2 à 6 μ, ne possédant encore comme noyau qu'un petit grain de chromatine; leur protoplasma, clair et spongieux, ne contient encore aucun corps étranger. Sur quelques préparations même, les auteurs ont pu trouver la trace du passage du parasite à travers la bordure en brosse de la cellule sous forme d'un étroit couloir terminé par une cavité au sein de la cellule elle-même, et dans laquelle l'amibe se trouve logée

Peu à peu, et tout en augmentant de volume, la petite amibe gagne le fond de la cellule en refoulant le noyau soit sur le côté sain, soit au devant d'elle. C'est dans ce milieu tout à fait favorable qu'elle continue son développement. En grossissant, elle provoque une hypertrophie de la cellule qui la renferme. Celle-ci comprime ses voisines qui se tassent les unes contre les autres et se soulèvent légèrement de la basale.

Les amibes ne pénétrant pas dans toutes les cellules et dans tous les tubes glandulaires, il s'ensuit qu'à côté des zones infestées, il existe des espaces de muqueuse saine.

Le développement de l'amibe amène finalement la chute des cellules parasitées, et parfois même une desquamation en bloc d'un lambeau de muqueuse intestinale.

Mais les lésions ne se limitent pas seulement à la muqueuse ; le tissu conjonctif sous-jacent réagit, s'hypertrophie, ses vaisseaux sont augmentés de volume et peuvent parfois présenter de petites hémorragies.

Après la chute du lambeau de muqueuse intestinale, la petite amibe, qui à ce moment a phagocyté
la cellule qui la contenait, se trouve mise en liberté et
deux voies lui sont ouvertes :

A. — La lumière intestinale.

B. — Les espaces conjonctifs mis à nu par la
brèche faite dans la muqueuse.

A. — Les amibes qui sont tombées dans la lumière
intestinale se mélangent au contenu de l'intestin et
sont rejetées avec les selles. Ce sont les premières
formes que l'on peut y rencontrer.

Elles ne possèdent pas encore de différenciation
nette entre l'ectoplasme et l'endoplasme, leur taille a
atteint de 7 à 14 μ et leur noyau est difficilement
visible. D'après MM. les médecins–majors Job et
Hirtzmann, on en distingue deux groupes principaux :

a) Les formes précédant le stade histolytica.

b) Les formes répondant à des stades préparatoires,
à une schizogonie.

a) Les premières (phase préhistolytica) peuvent
contenir des débris cellulaires et des globules rouges ;
elles possèdent un noyau difficilement visible formé
d'une seule masse compacte composée de quelques
blocs de chromatine répartis à l'intérieur d'une membrane nucléaire molle et défavorable. Elles ont des
mouvements très actifs.

b) Les secondes sont caractérisées par l'absence de
noyau et d'inclusions cellulaires, par des mouvements
plus lents et par un brassage énergique de la masse
protoplpasmique. « Elles paraissent, disent MM. les

médecins-majors Job et Hirtzmann, se multiplier par division inégale. Elles possèdent une membrane très nette, à l'intérieur de laquelle on observe de très nombreux grains de chromatine (nous en avons compté une cinquantaine environ) entourés d'une petite zone protoplasmique individualisée et séparés les uns des autres par un espace plus clair. L'amibe dans son ensemble représente une figure type de morula. C'est elle qui donne naissance à de nouvelles petites amibes[1]. »

B. — Revenons maintenant aux petites amibes qui ont pénétré dans les espaces conjonctifs à la faveur de la brèche ouverte dans la muqueuse. Elles suivent la direction des fibres conjonctives et cheminent dans les espaces qui les séparent. Après avoir infecté le tissu conjonctif interglandulaire ou sous-glandulaire, elles gagnent la *muscularis, mucosæ,* qu'elles traversent et parviennent à la sous-muqueuse. « Etant donné la structure et la constitution de cette partie de la paroi intestinale particulièrement riche en espaces lymphatiques, les petites amibes peuvent se disséminer dans ude direction perpendiculaire à celle des tubes glandulaires, de telle sorte que les phénomènes nécrotiques se poursuivent dans des régions de la sous-muqueuse situées sous des glandes paraissant saines[1]. »

Lors de leur trajet à travers les espaces conjonctifs, les amibes ont pu trouver des voies sanguines ouvertes.

---

[1] Job et Hirtzmann, Note sur l'amibe dysentérique; et Pathogénie et histo-pathologie de l'ulcération dans la dysenterie amibienne *(loc. cit.).*

Leurs petites dimensions leur permettent de s'y engager, ainsi qu'en témoignent les observations de certains auteurs qui ont pu constater leur présence dans la lumière des capillaires dilatés. D'ailleurs, à ce stade, les formes amibiennes évoluant vers la schizogonie peuvent donner naissance à des amibes de taille réduite : 2 à 6 μ., plus petites que des globules rouges et par conséquent tout aussi capables que les hématies de passer dans les plus fins capillaires. C'est vraisemblablement par cette voie que les petites formes amibiennes propagent l'infection au foie. Bien que cette hypothèse n'ait pas encore été confirmée par des expériences précises, il est toutefois possible de la considérer comme logique.

Parvenue dans la sous–muqueuse, la jeune amibe y crée un véritable nodule inflammatoire augmentant de plus en plus de volume et tendant à s'ouvrir dans la lumière intestinale par amincissement progressif de la paroi qui le sépare encore des débris de muqueuse.

Une fois ouvert, l'abcès affecte la disposition classique du bouton de chemise. La sous–muqueuse correspond avec la lumière intestinale par un trajet étranglé au niveau de la *muscularis mucosæ*. Le pus et les amibes qu'il contenait se vident, se répandent dans la lumière intestinale et peuvent se mélanger à son contenu. C'est à ce moment que l'on peut mettre en évidences dans les selles les formes adultes du parasite. Leurs dimensions ne leur permettent plus de pénétrer dans les voies sanguines ou lymphatiques pour porter au loin l'affection, mais leur présence dans les fèces permet de faire un diagnostic exact de la maladie. C'est à ce moment, en effet, que la crise dysentérique atteint sa phase aiguë. Les selles relativement rares pendant la période d'invasion deviennent de plus en plus fréquentes, diarrhéiques, puis dysentériques.

Formes adultes. — Ces formes adultes qui sont caractéristiques de la phase dysentérique aiguë peuvent se ramener à deux types :

a) Le type histolytica.
b) Le type tétragena.

a) *Type histolytica.* —Examiné au microscope dans des selles fraîches, l'amibe à la phase histolytica se présente sous la forme d'une masse protoplasmique de 20 à 60 μ en moyenne, réfringente, en coulée de verre à reflet brillant bleu électrique. Ses mouvements sont très actifs et elle se déplace au moyen de pseudopodes vifs et très mobiles. La différenciation est très nette entre son ectoplasme et son endoplasme. Celui-ci, vacuolaire, renferme de nombreuses hématies, des débris cellulaires et même des bactéries phagocytées par l'amibe. Ces inclusions sont contenues dans des vacuoles toujours nettement délimitées, mais de dimensions variables. Dans le protoplasma peuvent également se rencontrer des corps chromidiaux (chromidies, corps sidérophiles) de grosseur variable pouvant atteindre de 2 à 3 μ et inégalement répartis dans la masse protoplasmique.

Il faut examiner attentivement *Entamœba histoly-*

tica pour découvrir son noyau cellulaire. Il est généralement placé à la limite de l'endo- et de l'ectoplasme. Sa membrane nucléaire est peu visible; elle est très mince, sans double contour, très malléable et se déforme lors des mouvements de l'amibe. Ce caractère d'absence apparente de noyau rapproche histolytica des formes précédentes.

Werner, en 1908, dit avoir observé chez *Entamœba histolytica* une division par scissiparité. Mais MM. Mathis et Mercier[1] estiment au contraire que, au stade histolytica, l'amibe dysentérique a perdu le pouvoir de se multiplier.

b) *Type tetragena.* — C'est la forme décrite par Viereck en 1907. Elle se rapproche de la précédente par son aspect, ses dimensions et la différenciation nette entre son endoplasme et son ectoplasme. Mais elle en diffère :

1° Par ses mouvements plus paresseux, plus lents, moins nerveux, moins vifs et par ses pseudopodes moins actifs.

2° Par des inclusions globulaires plus rares.

3° Par la présence à l'intérieur du protoplasma de corps chromidiaux (chromidies) qui, ainsi que le démontrent certaines méthodes de coloration ne sont pas formés de chromatine vraie, mais de trophochromatine prenant intensivement les colorants nucléaires et provenant, selon toute vraisemblance, de la réduction chromatique du noyau.

[1]. Mathis et Mercier, la Division simple chez *Entamœba dysenteriæ* (*Comptes Rendus Soc. Biol.*, 18 novembre 1916).

4° Par la présence d'un noyau nettement visible avec membrane nucléaire facilement perceptible.

C'est ce dernier caractère qui est le plus important et sur lequel Hartmann insiste tout particulièrement pour différencier cette forme de la précédente. Le noyau de tétragena, d'ailleurs, a une forme bien typique. Contrairement à celui d'histolytica, il possède une membrane nucléaire nettement visible contre la face interne de laquelle se trouvent disposés des blocs de chromatine. Au centre du noyau l'on aperçoit un karyosome, possédant un ou deux centrioles, parfois entouré d'un cercle de linine relié à la membrane nucléaire par un fin réseau de substance achromatique disposé en rayons de roue.

Chez des amibes de cette forme, MM. les médecins-majors Job et Hirtzmann ont pu observer la présence de deux noyaux de structure identique et des figures de division mitotique avec centrosome et sphère attractive. Mais ils n'ont pu assister à des divisions par scissiparité. Celle-ci, par contre, a pu être suivie par ces auteurs sur une amibe de la paille. « La division nucléaire, écrivent-ils, précède très notablement la division protoplasmique. Tout le temps que durent ces phénomènes de division, l'amibe est tout à fait immobile; puis quand les deux noyaux se sont reconstitués, le protoplasma se gonfle brusquement, s'étrangle en son milieu et s'étire, laissant une longue et mince traînée vitreuse qui persiste quelques instants, puis est résorbée par chacune des amibes filles.

« Les deux jeunes amibes ainsi formées demeurent

quelques instants immobiles ; bientôt les mouvements réapparaissent et chacune s'éloigne de son côté[1]. »

Il est encore bien difficile de préciser les rapports qui existent entre *Entamæba histolytica* et *Entamæba tetragena*. Toutefois, les constatations précédentes semblent démontrer qu'il s'agit de deux phases successives d'un même parasite. En effet, soit sur des coupes, soit sur des frottis de selles, MM. les médecins-majors Job et Hirtzmann ont pu observer tous les intermédiaires qui relient tétragena à histolytica. D'autre part, MM. les médecins-majors Ravaut et Krolunitski ont pu faire les constatations suivantes : « Lorsque les selles sont examinées quelques temps après leur émission, ou bien lorsque la crise dysentérique commence à perdre de son acuité, les amibes sont de moins en moins mobiles et passent à l'état immobile. En suivant sous le microscope cette évolution, on constate que les mouvements amiboïdes deviennent de plus en plus paresseux ; puis, par de véritables éjaculations, l'amibe se vide de ses déchets sous forme de très fines granulations jaunâtres et finalement elle s'arrondit. A ce moment le noyau devient nettement visible et *Entamæba histolytica* revêt le type tétragena[1]. »

Il y a donc tout lieu de supposer que le stade tétragena dérive du stade histolytica. Ce n'est cependant là qu'une hypothèse qui demande à être confirmée par de plus nombreuses observations.

---

[1] Ravaut et Krolunitski, les Kystes amibiens (*Presse Médicale*, n° 37, 3 juillet 1916).

Parvenue au stade tétragena, l'amibe dysentérique n'a pas encore terminé son évolution. Par des expulsions successives, elle se vide petit à petit de tous ses déchets. Tout autour d'elle, le protoplasma se réduit et seul l'endoplasme persiste. Les mouvements s'affaiblissent peu à peu, puis finissent par ne plus être perceptibles. En fin de compte, l'amibe, réduite de taille prend une forme régulièrement ronde et revêt la forme décrite par Elmassian sous le nom d'*Amœba minuta*.

Ces formes amibiennes de 15 à 20 μ, à protoplasma finement grenu, d'aspect vitreux et presque homogène, représentent le stade préparatoire à la formation des kystes. La différenciation entre l'endoplasme et l'ectoplasme n'est plus possible ; on peut apercevoir au milieu du protoplasma un ou plusieurs noyaux qui ressemblent à celui de la phase tétragena, mais n'ont pas une structure aussi régulière. Ils sont plus petits et relativement riches en chromatine. MM. Job et Hirtzmann[1] ont même pu constater à cette phase la présence de deux noyaux dissemblables « dont l'interprétation est encore obscure, mais qui doivent se rapporter vraisemblablement à des phases d'une sporogonie succédant à une reproduction sexuée dont *entamœba tetragena* est le macrogamète. »

Ajoutons que ces formes amibiennes, qui établissent une transition entre les formes adultes et les formes kystiques se rencontrent principalement dans les cas de dysenterie chronique ou subaiguë dans les inter-

---

[1] Job et Hirtzmann, Note sur l'amibe dysentérique *(loc. cit.)*.

valles séparant les rechutes de la maladie, ou enfin dans les selles des malades ayant subi un traitement.

Kystes amibiens. — Tant que la distinction d'espèce a été maintenue entre les formes histolytica et les formes tétragena, on a vainement cherché une forme kystique dérivant d'histolytica. Ce n'est que lorsque l'on eut admis que histolytica et tétragena étaient des phases successives d'un même parasite que les formations kystiques considérées comme caractéristiques de tétragena furent attribuées à l'*Entamœba dysenteriæ*.

Grâce aux travaux de Mathis[1], la morphologie et la technique de la recherche des kystes amibiens sont aujourd'hui bien connues. MM. les médecins-majors Ravaut et Krolunitski[2] en donnent la description suivante : « A un faible grossissement, ils se présentent sous la forme de petits globules réfringents à reflet nacré bleu électrique comparable à l'orient d'une perle ; ils paraissent sertis par une bordure sombre plus ou moins fine. Ils tranchent par leur éclat sur le reste de la préparation...

Examinés à l'objectif à immersion, les kystes du groupe histolytica et tétragena mesurent, en règle générale, de 10 à 14 μ 5 de diamètre et ne dépassent

---

[1] Mathis, Recherche des kystes d'amibes dans les selles de l'homme *(Bull. Soc. Méd. Chir. Indo-Chine*, 8 juin 1913); Entamibes des singes *(id.*, 14 septembre 1913); les Porteurs de kystes du *Loschia histolytica* et la prophylaxie de la dysenterie amibienne *(id.*, 9 novembre 1913); Procédé rapide de fixation et de coloration pour reconnaître aisément les kystes d'amibes dans les selles *(id.*, 19 avril 1914).

[2] Ravaut et Krolunitski, les Kystes amibiens *(loc. cit.)*.

jamais cette dimension. Le corps est entouré d'une mince membrane à double paroi, tantôt claire, tantôt obscure, suivant la variation du point. Les noyaux sont au nombre de un à quatre et ne dépassent jamais ces chiffres ; ils sont disposés sur plusieurs plans, visibles à l'état frais, surtout lorsqu'il n'y en a qu'un ou deux, grâce à leur bordure formée de fines granulations apparaissant successivement réfringentes ou sombres, selon les changements de mise au point. Certaines de ces granulations ont un reflet nettement doré et tranchent sur le fond du protoplasma. Souvent dans le noyau se voit un karyosome. Le protaplasma, mat comme de la porcelaine et limpide dans la plupart des cas. contient quelquefois de très fines granulations réfringentes. Très souvent il renferme des agglomérations en forme de gros bâtonnets ou d'amas irréguliers d'une substance réfringente décrite sous le nom de chromidium. Pour Mathis, ces formations chromidiales seraient caractéristiques des kystes d'*Amœba dysenteriæ.* »

Les kystes amibiens, incapables par eux-mêmes de créer des lésions, sont les véritables propagateurs de l'amibiase. On les rencontre dans les selles à la période terminale des crises dysentériques, dans l'intervalle qui sépare les états aigus et surtout dans certaines formes anormales ou frustes dont ils sont la signature. Rejetés avec les excréta, leur résistance leur permet d'affronter le milieu extérieur jusqu'au jour où, absorbés par un individu sain, ils mettront en liberté les petits amibes qu'ils contiennent et infecteront ainsi leur nouvel hôte.

De tout ce qui précède, il résulte que l'on peut, à l'heure actuelle, supposer que l'*Amœba dysenteriæ* possède un cycle évolutif comprenant une schizogonie et une sporogonie. Ce n'est assurément là qu'une hypothèse, mais il convient toutefois de faire remarquer que les observations de MM. les médecins-majors Job et Hirtzmann relatives aux stades préparatoires à une schizogonie constatées sur des formes jeunes du parasite, jointes au rôle qu'ils accordent à la phase tetragena nous permettent de supposer qu'*Entamœba dysenteriæ* possède une reproduction sexuée et une reproduction asexuée. Ces auteurs ont, en effet, tout lieu d'accorder à l'*Amœba tetragena* la valeur d'un macrogamète intervenant dans une reproduction sexuée dont le microgamète demeure encore inconnu. Elle en possède, d'ailleurs, d'après eux, les caractères cytologiques :

1° Noyau excentrique, petit par rapport à la grande masse protoplasmique, à chromatine réduite et à membrane nucléaire parfaitement formée; 2° présence d'un centrosome; 3° protoplasma bourré de matériaux nutritifs[1].

Cette hypothèse est loin d'être admise par tous les auteurs. Pour MM. Mathis et Mercier[2] en particulier, l'*Entamœba dysenteriæ* se multiplie simplement par division directe et la phase histolytica a perdu le pouvoir de se reproduire. Toutefois, si elle est exacte, elle permet de rapprocher les amibes de sporozoaires dont

---

[1] Job et Hirtzmann, Note sur l'amibe dysentérique *(loc. cit.)*.

[2] Mathis et Mercier, la Division simple chez *Amœba dysenteriæ* *(loc. cit.)*.

l'évolution comprend une schizogonie (reprodution asexuée) et une sporogonie (reproduction sexuée).

Ajoutons enfin que l'amibe n'est pas seulement capable de produire des lésions par sa simple présence, mais qu'il faut admettre qu'elle peut la signaler par des diffusions toxiniques.

CHAPITRE III

SYMPTOMATOLOGIE. — ÉVOLUTION CLINIQUE

Les lésions intestinales de la dysenterie amibienne siègent sur le gros intestin et tout spécialement au niveau du cæcum et du rectum. Elles ont été bien étudiées par Kartulis, Krüse et Pasquale, Councilmann et Lafleur, Jürgens, Dopter, qui, par deux fois, a pu observer des lésions récentes presque à leur début, puis enfin par Chauffard. La rectoscopie permet de les apercevoir et de les distinguer des lésions de la dysenterie bacillaire. Elles se présentent sous la forme d'ulcères profonds, ayant l'aspect de véritables chancres à bords décollés au fond desquels l'on peut retrouver des amibes pathogènes. Ces ulcérations sont recouvertes d'une substance jaunâtre de consistance gélatineuse. Leurs bords sont décollés et la muqueuse est saine à petite distance de cet ulcère.

C'est sous cet aspect classique que l'on décrit généralement l'ulcération dysentérique, mais on peut observer parfois des lésions linéaires, en rhagades, et quelquefois même des ulcérations étendues et peu profondes, présentant des analogies avec les ulcérations de la dysenterie bacillaire.

L'intensité et l'étendue des lésions peut être variable. Parfois même, comme a pu l'observer M. Marcel Bloch[1], elles peuvent être généralisées au point d'occuper toute la surface de la muqueuse du gros intestin ; mais, même dans ce cas, elles s'arrêtent toujours avec une brusquerie remarquable au niveau de la valvule iléo-cæcale. L'intestin grêle n'est jamais atteint.

Ces lésions déterminent chez l'individu des troubles divers, dont le principal est le catarrhe intestinal. Mais il convient de remarquer que chacun réagit à sa manière. De ce fait, l'amibiase autochtone est susceptible de se présenter sous une multitude de formes cliniques qui ne rappellent que de loin la forme classique.

Dans ce chapitre, je m'occuperai plus spécialement de l'étude des formes normales. Je réserverai le suivant aux formes atypiques.

I. Symptomatologie.

L'amibiase est avant tout une affection chronique à poussées aiguës ; les crises dysentériques ne sont qu'un incident au cours de la maladie. Ces rechutes sont en rapport avec l'évolution schizogonique du parasite. Tel est le fait qui domine avant tout l'évolution clinique.

Guéri d'une crise dysentérique, le malade n'est pas pour cela plus stérilisé que ne l'est le syphilitique de

---

[1] Marcel Bloch, Amibiase suraiguë (*Bull. et Mém. Soc. Hôp. Paris*, 17 novembre 1903).

ses accidents après une injection de néo-salvarsan. Mais il est cependant capable de mener une vie active jusqu'au jour où une nouvelle crise viendra l'immobiliser.

La durée et la gravité des crises dysentériques sont essentiellement variables. Il en est de sérieuses, il en est aussi de si bénignes, qu'elles n'ont pas même éveillé l'attention du malade.

Ce n'est que pendant la phase aiguë que l'affection se dévoile. Elle se présente alors le plus souvent avec le tableau clinique suivant :

Pendant une période d'invasion d'une durée moyenne de quatre à cinq jours, « caractérisée surtout par son allure torpide qui la distingue de la même période de la dysenterie bacillaire, où les symptômes revêtent une allure plus aiguë et plus bruyante[1] », le malade présente des troubles intestinaux, dont le principal est la diarrhée banale. Il accuse de l'inappétence, mais rarement son état est suffisamment grave pour nécessiter son hospitalisation. La plupart du temps, il peut continuer ses occupations journalières, considérant ces troubles comme une indisposition passagère. Parfois cependant, il peut déjà présenter de la courbature et de la fièvre.

Après cette courte phase, apparaît la crise dysentérique.

1° Signes subjectifs. — Elle est caractérisée

---

[1] Job et Hirtzmann, Notes sur quelques symptômes observés au cours de la dysenterie amibienne *(Bull. et Mém. Soc. Méd. Paris*, séance 13 octobre 1916, p. 1501).

par des douleurs plus ou moins vives siégeant sur toute la longueur du gros intestin ; douleurs souvent spontanées, mais la plupart du temps provoquées ou accrues par une pression même légère au niveau de l'abdomen. La palpation de l'intestin révèle au niveau des angles du côlon des points particulièrement sensibles. Ce signe n'est pas constant et, dans les cas bénins, le malade accuse simplement des douleurs vagues et mal localisées. Les plus vives siègent à la partie terminale du gros intestin ; le malade se plaint d'épreintes et de ténesme avec besoin impérieux d'aller à la selle.

L'on peut parfois constater de violentes coliques, avec douleurs irradiées à l'épigastre et aux lombes.

Dans certains cas graves, il peut exister des nausées très pénibles, des vomissements, de la myalgie et des arthralgies.

2° **Signes objectifs.** — De tous les symptômes objectifs, celui qui frappe le plus est la persistance d'une diarrhée rebelle à toute médication usitée en pareil cas (régime, sous-nitrate de bismuth, sulfate de soude à doses fractionnées, etc.). Dans les premiers jours de la maladie, les selles émises par le malade sont muqueuses et sanglantes, striées de filets purulents. Le plus souvent, leur odeur est âcre et leur réaction est alcaline. Leur nombre, dans les cas ordinaires, ne dépasse pas quinze à vingt dans les vingt-quatre heures, et même, la plupart du temps, demeure inférieur à ce chiffre. Au summum de la crise, elles sont presque uniquement constituées par l'épithélium dn gros intestin, parfois même, mais rarement, sans aucune trace de matières fécales. Elles affectent alors l'aspect de véritables crachats, sont visqueuses, contiennent des grumeaux jaunâtres et des stries sanglantes, ce qui fait dire aux malades « qu'ils font de la graisse et du sang ». Au cours de la dysenterie amibienne, les parties sanglantes comprises dans les selles sont plus agglomérées que dans celles de la dysenterie bacillaire où le sang existe dans le mucus sous forme de stries. Aussi, l'exonération du dysentérique amibien prend-elle parfois l'aspect d'un véritable crachat hémoptoïque. La quantité de sang émise par le malade est parfois considérable, au point que les selles prennent un caractère nettement sanglant. Il est parfois si accentué, que MM. les médecins-majors Ravaut et Krolunitski[1] ont cru pouvoir distinguer une forme véritablement hémorragique de la dysenterie amibienne. MM. les médecins-majors Job et Hirtzmann[2] en donnent la description suivante : « Nous avons observé dans trois cas une invasion à forme hémorragique. Le malade était pris subitement de douleurs abdominales très vives, avec ballonnement du ventre, le facies était anxieux, les traits tirés, parfois quelques hoquets complétaient le tableau d'une réaction péritonéale. La température s'élevait rapide-

[1] Ravaut et Krolunitski, Sur quelques formes cliniques de la dysenterie amibienne autochtone au cours de la petite épidémie de la région du Nord (*Bull. et Mém. Soc. Méd. Hôp. Paris*, n°s 19, 20, séance 9 juin 1916, p. 923).

[2] Job et Hirtzmann, Notes sur quelques symptômes observés au cours de la dysenterie amibienne (*Bull. et Mém. Soc. Méd. Hôp. Paris*, n°s 27, 28, séance 13 octobre 1916, p. 1501).

ment à 38 ou 39 degrés. Plus tard, apparaissaient des selles noirâtres, mêlées de caillots, témoignant de l'hémorragie intestinale qui s'était produite. Puis, peu à peu, les selles prenaient un caractère muqueux et sanglant. »

D'une façon générale, les selles sont moins nombreuses et moins liquides que dans la dysenterie bacillaire. Aussi affectent-elles très souvent l'aspect en « bouse de vache ». Leurs caractères spéciaux macroscopiques et microscopiques ont été précisés par MM. Grall et Hornus[1], qui prétendent que, par le simple examen des matières, l'on peut arriver, à première vue, à distinguer la dysenterie amibienne de la dysenterie bacillaire.

Mais, dans les cas douteux, l'examen microscopique ne devra jamais être omis. Il permettra de mettre en évidence la présence de l'amibe dysentérique aux différents stades de son évolution. Cette recherche peut parfois être négative dans les premières vingt-quatre heures; puis l'on verra successivement apparaître des formes jeunes, très mobiles, à noyau peu visible, à ectoplasme et endoplasme encore mal différenciés et gorgées de globules rouges. Peu à peu, à mesure que la crise s'accentuera, les caractères des formes adultes histolytica et tétragena se préciseront. Puis, au déclin de la maladie, l'on apercevra d'une façon plus ou moins régulière des amibes de taille réduite, individualisées par Elmassian sous le nom d'*Amœba minuta*, à ectoplasme et endoplasme mal différenciés et ne con-

[1] Grall et Hornus, *Paris Médical*, 13 juin 1914.

stituant que la phase prékystique d'*Amæba dysenteriæ*.

Nous n'insisterons pas sur les caractères spéciaux
de ces différentes formes que nous avons déjà eu l'occasion de décrire. Nous ajouterons cependant que les
kystes amibiens n'apparaissent que très rarement au
cours de cette phase aiguë.

La fièvre est plutôt rare au cours de la maladie ; et
même dans les cas graves, la température dépasse
exceptionnellement 39 degrés. D'une façon générale
l'état du malade demeure satisfaisant ; les symptômes
généraux sont peu marqués. La langue est saburrale,
la soif est vive, traduisant la déshydratation de l'organisme, et parfois il existe des nausées, voire même
des vomissements.

Pendant la période aiguë, les urines sont rares ;
mais au moment où le malade va entrer en convalescence, elles augmentent rapidement de volume. Cette
crise urinaire débute avant l'amélioration de l'état
général et surtout avant la disparition des phénomènes
intestinaux. Giroux[1] insiste tout particulièrement sur
elle. Elle se traduit habituellement par une diurèse
très abondante ; les urines qui, pendant la période
aiguë se maintenaient aux environs de 500 grammes,
atteignent 1.000 grammes, 2.000 grammes, 3.000
grammes et même davantage pendant les vingt-
quatre heures. Cette polyurie critique s'accompagne
parallèlement d'une décharge chlorurée très marquée.

[1] Giroux, Dysenteries et diarrhées dysentériformes *(Presse Médicale,* 14 septembre 1916, n° 51, p. 408).

Pendant la durée de la crise, le pouls se maintient d'ordinaire au niveau de la normale, mais peut atteindre 80 à 90 pulsations. Au moment de la crise urinaire, il retombe à 60 et même au-dessous, donnant ainsi lieu à une bradycardie régulière et passagère.

Ajoutons que parfois l'intensité de certains symptômes généraux et l'apparition de signes particuliers tels que : troubles surrénaux souvent très graves mis en évidence pour l'apparition de la ligne blanche de Sergent, poussées d'herpès, courtes crises de tachycardie paroxystique, albuminurie plus ou moins intense, traduisent vraisemblablement l'existence de diffusions toxiques. Signalons également que Billet[1] pendant tout le cours de la maladie a mis en évidence une éosinophilie intestinale et hématique.

Le plus généralement, la crise dysentérique évolue d'une façon favorable, et s'atténue au bout de quelques jours. Rarement la maladie est extrêmement grave d'emblée. Ordinairement, au bout d'un nombre de jours variables suivant l'intensité de la crise et le traitement institué, les syptômes s'amendent progressivement. Le nombre de selles diminue; elles perdent leur caractère dysentérique, pour devenir diarrhéiques, puis molles et pâteuses. Le malade se remet petit à petit et peut vaquer à ses occupations habituelles jusqu'au jour où, soit une complication, soit une nouvelle crise aiguë viendra brusquement le surprendre.

[1] Billet, Sur un cas de dysenterie nostras à amibes *(Réunion biologique de Marseille,* 19 juin 1907; *Comptes Rendus de la Société de Biologie,* 6 juillet 1907; et *Semaine Médicale,* 1907, p. 336).

L'amélioration de l'état du malade entre deux rechutes n'est, en effet, qu'une simple rémission des
symptômes. La maladie ne se borne pas à une seule
crise, et, même dans les cas bien traités, un malade
ne peut se déclarer entièrement et définitivement guéri
après une première atteinte. Malgré l'action favorable
de l'émétine et l'institution précoce et méthodique
d'une médication anti-amibienne, l'intestin du malade
n'est point pour cela stérilisé. Les formes de résistance
du parasite et ses kystes que l'on peut mettre en évidence dans l'intervalle des rechutes témoignent de la
persistance de l'affection.

Si les formes jeunes et les formes adultes dispa-
raissent petit à petit des selles sous l'influence d'un
traitement bien conduit, cela ne veut pas dire que le
parasite n'est pas capable de se maintenir retranché en
certains points de la muqueuse intestinale, voire même
de l'organisme. En état de vie latente, momentanément paralysé par l'action des substances médicamen-
tenses, il n'attend que le moment favorable pour continuer son évolution.

Seule l'élimination de kystes pendant les périodes
de rémission de la maladie traduit la présence de
l'*Entamœba dysenteriæ*. Mauté[1] considère la disparition de ces formes de résistance comme le critérium
de la guérison. « Par un traitement anti-amibien
approprié, dans 22 pour 100 des cas, j'ai vu les kystes
disparaître avant la cinquième semaine, dans 72 pour

---

[1] Mauté, Contribution à l'étude de la dysenterie amibienne (*Presse
Médicale*, n° 60, 26 octobre 1916).

100 des cas, de la cinquième à la dixième; dans 6 pour 100 des cas, ils existaient au bout de quatre et même de cinq mois, malgré un traitement émétino-arsénié.

« La disparition des kystes est le seul critérium que nous devions avoir de la guérison de la maladie; je ne crois pas qu'il soit infaillible. Je suis même convaincu qu'un certain nombre de malades déclarés guéris par ce procédé, ne le sont pas radicalement et récidiveront. C'est d'ailleurs pour cela que, même après la disparition des kystes dans les selles, je conseille aux malades un traitement de sécurité. »

De ce que l'on n'a pu mettre en évidence des kystes dans les selles il serait prématuré de conclure à la disparition complète du parasite et à la stérilisation de l'organisme.

L'intervalle qui sépare deux crises est essentiellement variable. Abandonnée à elle-même, la maladie se caractérisera, comme l'ont montré MM. les médecins-majors Job et Hirtzmann[1], par des crises successives en rapport avec l'évolution schizogonique du parasite. Ils ne pensent pas devoir attribuer aux formes kystiques la cause de ces poussées, mais on peut cependant admettre qu'elles sont dues à l'action des formes jeunes mises en liberté par le kyste. Leur évolution schizogonique ultérieure infectera de nou-nouveaux tubes glandulaires plus ou moins éloignés des anciennes ulcérations dysentériques et ces lésions donneront lieu à une nouvelle rechute. La crise dysen-

---

[1] Job et Hirtzmann, Note sur l'amibe dysentérique (loc. cit.).

térique en rapport avec l'évolution schizogonique du parasite ne fait donc que traduire « les phénomènes morbides résultant de l'infection successive des diverses portions du gros intestin[1] ».

Quand les rechutes sont fréquentes, l'état général du dysentérique devient rapidement mauvais. Les complications diverses peuvent apparaître, et le malade se trouve dans un état de faiblesse et d'anémie prononcées. Parfois même une diarrhée incoercible s'installe et l'amaigrissement, l'albuminurie, les troubles nerveux, la cachexie progressive, aboutissent à une terminaison fatale.

Lorsqu'un traitement précoce et rationnel a pu être institué, l'intervalle entre les rechutes est sensiblement allongé; celles-ci peuvent même être séparées par des mois et des années. Mais le malade est toujours sous le coup d'une complication possible, et toute diarrhée même légère et de courte durée devra faire songer à la possibilité d'une crise. Leur réapparition est, en effet, sous la dépendance de nombreux facteurs tels que : l'intensité du traitement anti-amibien, stricte observation d'un régime approprié, l'influence saisonnière et climatérique Pour MM. Job et Ernoul[2], le rôle du climat a une importance réelle. « Dans les anamnestiques d'un certain nombre de nos malades coloniaux, anciens dysentériques revenant de France, nous relevons, en effet, que c'est en arrivant à Tanger

---

[1] Job et Hirtzmann, *Note sur quelques symptômes observés au cours de la dysenterie amibienne (loc. cit.).*

[2] Job et Ernoul, *Un cas de dysenterie amibienne autochtone (Bull. et Mém. Soc. Méd. Hôp. Paris,* 15 octobre 1915).

que reparaît la diarrhée qui à Casablanca deviendra dysentérie. Le climat a fait germer le kyste et a donné à la jeune amibe une puissance pathogène qu'elle n'avait pas, ou plutôt elle a modifié la muqueuse du gros intestin, lui enlevant ses moyens de défense, et a donné à nouveau au parasite le pouvoir d'y provoquer le processus pathologique qui lui est propre. »

Assurément cette influence climatérique doit se faire sentir dans l'évolution de la dysentérie amibienne autochtone. Il serait encore prématuré de préciser les causes qui déterminent ses rechutes. Mais, il est permis de penser que le climat influe sur le caractère même de l'affection. La fréquence des formes frustes dans nos régions est peut être en faveur de cette hypothèse.

CHAPITRE IV

FORMES ANORMALES

La symptomatologie et l'évolution clinique de la dysenterie amibienne ne présentent pas toujours les caractères que nous avons tracés ci-dessus. Dans certains cas, le tableau clinique revêt des formes spéciales au point de masquer totalement les symptômes capitaux de la maladie. Parfois des signes secondaires semblent prendre une importance telle qu'ils concentrent sur eux l'attention du médecin et font errer le diagnostic. Enfin une infection surajoutée, un parasite ou une bactérie associée à l'amibe donnent lieu à un syndrome diarrhéique dont ils paraissent être la cause principale.

La fréquence avec laquelle l'amibiase se présente sous cet aspect ne permet pas que l'on méconnaisse ces formes anormales dont les principales sont :

1 Les associations de l'amibe avec divers agents pathogènes (parasites ou bactéries) ;

2 Les formes suraiguës ;

3 Les formes frustes.

1ᵉ Association de l'amibe dysentérique avec des agents pathogènes divers.

L'amibe dysentérique peut s'unir à divers agents pathogènes pour produire le syndrome diarrhéique.

Ces associations peuvent être de deux sortes :

1° Association de l'amibe dysentérique avec un parasite ;

2° Association de l'amibe et d'une bactérie.

1° Association de l'amibe dysentérique et d'un parasite.

Ce genre d'association se voit surtout chez les dysentériques tropicaux. « Nous avons constaté, disent MM. les médecins-majors Orticoni et Nepveux[1], que dans la dysenterie amibienne autochtone, l'amibe est rarement associée à d'autres protozoaires, alors qu'au contraire chez les dysentériques tropicaux, elle est, comme l'on sait, très souvent associée à d'autres parasites et en particulier au *Trichomonas intestinalis*.

« Sur dix cas d'amibiase autochtone, nous avons trouvé une seule fois des trichomonas associés à l'*Amæba histolytica*, alors que chez les coloniaux atteints de dysenterie, l'amibe est associée à ce parasite dans plus de 50 pour 100 des cas. »

Cette proportion de 10 pour 100 est cependant suffisante pour justifier une étude de cette forme. Il existe

---

[1] Orticoni et Nepveux, Sur l'étiologie de quelques diarrhées et dysenteries rebelles *(Bull. Soc. Pat. exot.*, t. IX, n° 5, 10 mai 1916).

d'ailleurs d'autres associations possibles qui viennent en augmenter le nombre.

Les protozoaires ne sont pas, en effet; les seuls parasites que l'on peut rencontrer associés à l'amibe; les vers intestinaux sont également capables de cette communauté d'action. Nous pouvons donc diviser en deux catégories les associations de l'amibe pathogène avec un parasite.

a) Association d'une amibe et d'un protozoaire. (infusoires, trichomonas, lambia, spirilles).

b) Association de l'amibe pathogène et d'un helminthe (tricocéphales, ascaris, etc.).

Dans ces associations, les symptômes varient peu avec la catégorie considérée. Les parasites paraissent jouer simplement un rôle irritatif. Pour MM. les médecins-majors Job et Hirtzmann [1], « tout au plus peut-on leur attribuer en partie la persistance de la diarrhée ». C'est également l'opinion de M. le médecin-major Lebœuf [2], mais M. Mauté [3] leur accorde un rôle plus important.

Il est indéniable que ces parasites ne doivent pas être considérés commes de simples saprophytes, mais il ne faut pas voir non plus en eux la cause principale des accidents observés. « Associé à l'amibe, dit

[1] Job et Hirtzmann, Note sur quelques symptômes observés au cours de la dysenterie amibienne *(Bull. et Mém. Soc. Méd. Hôp. Paris*, séance 18 octobre 1916, n°ˢ 27-28, p. 1500).

[2] Lebœuf et Braun, Résultat de l'examen microscopique de quatre cent trente-six selles. Fréquence de l'amibiase autochtone intestinale et hépatique *(Bull. et Mém. Soc. Méd. Hôp. Paris*, n°ˢ 27-28, séance 20 octobre 1916, p. 1602).

[3] Mauté, Contribution à l'étude de la dysenterie amibienne *(Presse Médicale*, n° 60, 26 octobre 1916.

M. Mauté, le rôle du trichomonas n'est certainement pas celui d'un simple saprophyte et sa présence témoigne presque toujours ,d'une dysenterie rebelle. Tant qu'il persiste dans les selles, où, grâce à sa taille et à sa mobilité spéciale il est facile de le dépister, je n'ai jamais vu disparaître les amibes. Aussi, dès que sa présence est constatée, il faut immédiatement joindre au traitement anti-amibien le traitement téré-benthiné auquel le trichomonas cède le plus souvent. »

Les associations de l'amibe et des helminthes sont susceptibles des traitements spécifiques de chacun des parasites. Elles se caractérisent comme la forme précédente par la persistance d'une diarrhée rebelle malgré l'institution du traitement anti-amibien.

En somme, dans ces formes d'associations, le parasite uni à l'amibe ne joue qu'un rôle effacé. S'il peut expliquer la persistance de certaines diarrhées rebelles, il semble cependant que la gravité de la dysenterie ne soit que très faiblement augmentée par sa présence.

2° *Association de l'amibe et d'une bactérie.*

L'amibe dysentérique peut être associée à des bactéries diverses. Les bacilles les plus variés peuvent envahir secondairement l'ulcération intestinale qui est une véritable porte d'entrée de l'infection. Mais laissant de côté ces associations banales, le plus souvent inévitables, nous nous occuperons plus spécialement de celle de l'amibe et des bacilles dysentériques.

Dans nos climats, cette forme spéciale est beaucoup plus fréquente que le type précédemment décrit. Ce sont MM. les médecins-majors Ravaut et Krolunitski[1] qui les premiers ont attiré l'attention sur son existence et son importance. Depuis lors, elle a été étudiée par MM. Roussel, Brulé, Barat et André-Pierre Marie[2] et, tout récemment, par MM. les médecins-majors Lebœuf et Braun[3].

A l'occasion d'une épidémie de dysenterie dans la région du Nord, MM. les médecins-majors Ravaut et Krolunitski furent frappés par le fait que le sérum antidysentérique demeurait sans effet chez des malades présentant nettement dans leurs selles des bacilles dysentériques. En examinant de plus près l'évolution de la maladie, ils constatèrent que nombre de ses signes étaient en désaccord complet avec l'examen microscopique. La question leur paraissait obscure lorsque l'observation d'un fait précis et complètement inattendu vint résoudre le problème.

Examinant à l'état frais les selles d'un malade, lesquelles, d'après le laboratoire de bactériologie un peu éloigné de l'hôpital, contenaient du bacille dysentérique, ils constataient la présence de l'*Entamœba histolytica*. Eclairés par cette découverte, MM. les médecins-majors Ravaut et Krolunitski[4] firent dans des cas semblables de patientes recherches qui permirent de mettre en évidence la présence simultanée

[1] Ravaut et Krolunitski, Epidémie de dysenterie amibienne avec présence du bacille dysentérique. Rôle secondaire du bacille (*Bull. et Mém. Soc. Méd. Hôp Paris*, nᵒˢ 29-30, 15 octobre 1915).

[2] Roussel, Brulé, Barat et André-Pierre Marie, les Associations de l'amibe et du bacille dysentérique (*Bull. et Mém. Soc. Méd. Hôp. Paris*, 25 février 1916).

[3] Lebœuf et Braun, *loc. cit.*

[4] Ravaut et Krolunitski, *loc. cit.*

de bacilles dysentériques et de l'*Entamæba histolytica*.

C'était donc bien à une association amæbo-bacillaire et non au bacille dysentérique seul que l'épidémie était imputable. Il ne fallait donc plus s'étonner de l'inefficacité du sérum antidysentérique et de la discordance apparente de certains signes cliniques avec ceux de la dysentérie bacillaire typique.

Les symptômes cardinaux que présente l'affection provoquée par la présence simultanée d'une amibe pathogène et d'un bacille dysentérique ne présentent aucune dissemblance avec ceux de l'ambiase. Les auteurs qui se sont occupés de la question, prétendent qu'aucune différence clinique et thérapeutique ne peut être observée entre les cas où l'amibe existe seule dans les matières et les cas où elle est associée au bacille. C'est ce qui leur fait dire que l'amibe joue le rôle principal et que le bacille ne possède qu'une action secondaire.

Il présente cependant tous les caractères normaux qui lui sont particuliers, ainsi que l'ont démontré les recherches de MM. Roussel, Brulé, Barat et André-Pierre Marie [1], et ses différentes variétés peuvent être rencontrées (type His, type Flexner, type Shiga). A ce sujet, il convient de remarquer avec ces auteurs que, pendant une même épidémie et dans des circonstances toujours semblables, les bacilles dysentériques de type varié ont été isolés et non pas toujours le même type de bacille. Cette constatation, qui avait été

[1] Roussel, Brulé. Barat et André-Pierre Marie, *loc. cit.*

déjà relevée au cours d'épidémies de dysenterie bacillaire pure, ne fait que se confirmer dans le cas le plus
particulier d'association amœbo-bacillaire.

Par contre, si la variété de bacille est différente
avec chaque individu, elle paraît conserver une grande
fixité. Tel sujet porteur à la fois d'amibe et de bacille
d'une variété déterminée verra reparaître la même
association au cours de ses rechutes

A vrai dire, la présence de bacille dysentérique
dans les selles de malades qui ne présentent pas le
tableau clinique vrai de la dysenterie bacillaire est un
fait qui ne laisse que de surprendre. Il semblerait, de
prime abord, qu'il dût manifester sa présence par des
réactions nettes. Or, il n'en est rien, elle ne se traduit par aucun symptôme notable. Le bacille dysentérique apparaît simplement dans ces cas comme un
hôte saprophyte de l'intestin pullulant facilement
sur une !muqueuse lésée par l'amibe. L'influence
saisonnière se fait sentir sur sa disparition, alors
qu'elle demeure sans effet sur l'amibe. « Tandis que
nous pouvions isoler très souvent pendant les chaleurs
de l'été des bacilles dysentériques dans les selles des
malades, nous n'avons plus rencontré le bacille que
rarement pendant l'hiver alors que les cas de dysenterie
amibienne persistaient moins nombreux il est vrai[1] ».

Il semble donc qu'associé à l'amibe, le bacille
dysentérique ne joue qu'un rôle de second ordre.
Mais il est cependant intéressant de remarquer avec
MM. Roussel, Brulé, Barat et André-Pierre Marie[1],

---

[1] Roussel, Brulé, Barat et André-Pierre Marie, *loc. cit.*

que « les bacilles isolés qui, presque tous étaient
pathogènes pour l'animal ne semblaient pas non plus
indifférents à l'organisme des malades, puisque dans
leur sérum se développaient souvent des agglutinines
spécifiques ». C'est ainsi qu'une injection intrapérito-
néale de 5 centimètres cubes de culture de vingt-
quatre heures en bouillon a été trouvée par les auteurs
mortelle pour le cobaye au bout de : trente-six heures
pour le bacille de His, douze heures pour les bacilles
du type para-His et para-Shiga. Seul, le bacille du
type Shiga injecté dans les mêmes conditions n'a pas
entraîné la mort.

Malgré l'apparence de leur rôle effacé, ces expériences tendent à prouver que le bacille dysentérique
en association avec l'amibe n'est pas dénué de toute
action pathogène. Cependant, M. Noé, de Saïgon,
signale la présence du bacille dysentérique dans les
selles d'individus bien portants.

Cette présence du bacille dysentérique masquant la
nature véritable de l'affection, donne lieu bien souvent
à des méprises regrettables. A elle seule, d'après
MM. les médecins-majors Ravaut et Krolunitiski[1],
même avec un séro-diagnostic positif, elle ne suffit
pas pour faire porter le diagnostic de dysenterie bacillaire ; c'est là un fait pratique qu'il convient de sou-
ligner. Aussi, conseillent-ils d'avoir recours à la
recherche des amibes à tous leurs stades, et à
l'épreuve et à la contre-épreuve thérapeutique. Ils

____

[1] Ravaut et Krolunitski, Pourquoi avons-nous failli méconnaître
la dysenterie amibienne *(Presse Médicale*, n° 22, 17 avril 1916).

insistent spécialement sur la valeur et l'activité du sérum antidysentérique pour que son échec, même en contradiction avec les résultats du laboratoire, fasse suspecter le diagnostic de dysenterie bacillaire. C'est pour cette raison qu'ils pensent que certains cas de dysenterie observés en Argonne par MM. Remlinger et Dumas[1] se caractérisant par le petit nombre de selles, l'absence de complications, la tendance naturelle à la guérison, l'hypertrophie des capsules surrénales, l'inefficacité du sérum antidysentérique doivent être rapprochés des leurs.

L'existence de cette forme anormale, intéressante à plus d'un point, mérite d'attirer toute notre attention, car, comme le pense M. le médecin-major Lebœuf[2], « il est très possible, très probable même, que l'association bacillo-amibienne prenne, dans toutes les régions, une extension parallèle à celle d'*Entamæba histolytica* ».

S'il est encore difficile de préciser à l'heure actuelle la signification pathogénique qui doit être attribuée à l'un et à l'autre parasite ; on peut cependant affirmer que, par rapport à celui de l'amibe le rôle du bacille dysentérique paraît tout à fait effacé. Si l'on admet communément que le bacille dysentérique n'est qu'un saprophyte pullulant facilement sur une muqueuse profondément lésée par l'amibe il est possible cependant que ses diffusions toxiniques se fassent ressentir sur l'état général. Si la lutte contre l'amibe

[1] Remlinger et Dumas, Sur une épidémie de dysenterie bacillaire observée dans l'Argonne (*Bull. Soc. Biol.*, n° 9, séance 15 mai 1915).
[2] Lebœuf et Braun, *loc. cit.*

doit faire l'objet principal de la thérapeutique, il ne faudra pas négliger de combattre le bacille.

Il résulte de ces faits qu'il faut bien connaitre cette association amæbo-bacillaire et en tenir le plus grand compte dans le diagnostic de dysenterie. Comme l'expriment MM. Roussel, Brulé, Barat et André-Pierre Marie[1] « un fait surtout importe : contrairement à ce qu'on pourrait croire, lorsqu'une épidémie de dysenterie survient dans notre climat, et alors même que le bacille dysentérique a été constaté dans les selles, on n'est pas en droit de conclure à une dystenterie bacillaire vraie ; il faut, malgré la constatation du bacille, pratiquer attentivement la recherche des amibes. et si leur présence est reconnue, cette constatation doit commander le pronostic et la thérapeutique de la maladie. »

II. Forme suraiguë.

L'amibiase peut évoluer parfois d'une façon foudroyante. Cliniquement, ces états graves se caractérisent par la persistance d'une diarrhée profuse, avec selles parfois mousseuses et verdâtres, puis glaireuses et sanglantes. La température est toujours élevée ; le malade présente des frissons, du hoquet, des vomissements, un amaigrissement rapide. Son facies est grippé, exprimant la souffrance, le pouls est petit et fréquent et il n'est pas rare d'observer sur divers points du corps des éruptions cutanées hémorra-

---

[1] Roussel, Brulé, Barat et André-Pierre Marie, *loc. cit.*

giques et même de véritables abcès à contenu sanguin, comme l'on peut en rencontrer dans la septicémie. A ce tableau clinique peut s'ajouter de l'albuminurie et parfois même des troubles nerveux ; souvent l'on peut mettre en évidence la ligne blanche de Sergent.

Ces états sont d'une gravité extrême et leur pronostic est le plus souvent fatal. MM. les médecins-majors Ravaut et Krolunitski[1], qui les ont bien étudiés, distinguent parmi eux une « forme septicémique » et une « forme surrénale », suivant la prédominance des symptômes observés. De nombreux cas en ont été rapportés par MM. Ameuille, Lemierre, Marcel Bloch en particulier. Celui qui est rapporté par M. Lemierre[2] a emporté le malade en douze jours. « Les lésions absolument caractéristiques de la dysenterie amibienne occupaient toute la longueur du gros intestin sans qu'aucun point de la muqueuse fut respecté. Le foie était sain, les amibes étaient si nombreuses dans les selles que l'on en voyait plusieurs dans chaque champ du microscope. A noter que le malade n'était jamais allé aux colonies. »

Des observations semblables qu'il a rapportées, M. Marcel Bloch[3] dégage les conclusions suivantes :

1º L'*Amœba dysenteriæ* dans les conditions ac-

---

[1] Ravaut et Kronulitski, Quelques formes cliniques de dysenterie amibienne autochtone *(Bull. et Mém. Soc. Méd. Hôp. Paris*, nᵒˢ 19-20, p. 921).

[2] Lemierre, Un cas de dysenterie amibienne autochtone (analysé dans *Presse Médicale*, nº 60, 27 octobre 1916).

[3] Marcel Bloch, Amibiase suraiguë *(Bull. et Mém. Soc. Méd. Hôp. Paris*, 17 novembre 1916).

tuelles, chez des sujets n'ayant jamais quitté la métropole peut déterminer des lésions intestinales et hépatiques d'une gravité anormale et d'une rapidité d'évolution exceptionnelle.

2° Les symptômes cliniques de cette amibiase suraiguë peuvent ne rappeler en rien les symptômes habituels de la dysenterie ; le symptôme dysentérique peut être très fruste ou absent ; l'affection peut simuler un état typhoïde grave compliqué d'hémorragie intestinale ou de péritonite. (Les symptômes de péritonite peuvent exister sans péritonite anatomique et semblent dépendre uniquement de lésions intra-intestinales ou intrahépatiques). D'autrefois, l'affection revêt l'aspect d'une gastro-entérite banale.

3° La mort peut survenir avec une rapidité extrême (quinze jours ou trois semaines après l'apparition des premiers symptômes). En général, elle semble causée par l'intensité des lésions intrahépatiques ; d'autrefois, exclusivement par celles du côlon avec ou sans perforation.

4° Au point de vue anatomique, dans ces cas, les lésions du côlon sont extrêmement intenses et généralisées. Elles s'arrêtent toujours avec une brusquerie remarquable au bord libre de la valvule iléo-cæcale, l'iléon terminal restant d'une intégrité parfaite. Indépendamment de l'aspect spécial des ulcérations amibiennes, cette disposition des lésions, jointes habituellement à l'absence d'infiltration des ganglions mésentériques, paraît constituer un élément de diagnostic anatomique important avec la dysenterie bacillaire.

Une observation que M. le médecin aide-major Ameuille[1] a bien voulu me transmettre aboutit aux mêmes conclusions. Mais, en plus des lésions intra-hépatiques et intra-intestinales constatées à l'autopsie, ce qui frappa le plus fut l'intensité des lésions de la surrénale gauche. « Celle-ci présente plusieurs petits nodules inflammatoires en divers points et de la congestion de la zone corticale. » Ces lésions surrénales seules peuvent expliquer la rapidité d'évolution de la maladie. Elles permettent également d'expliquer l'apparition de symptômes surrénaux, tels que l'abattement, la prostration, l'asthénie, l'abaissement de la température et de la tension artérielle, l'apparition de la ligne blanche de Sergent, etc., dont l'ensemble a permis à MM. Ravaut et Krolunitski[2] de distinguer nettement une « forme surrénale » de l'amibiase.

Le pronostic de ces états est toujours sombre et la terminaison est souvent fatale. L'apparence trompeuse de l'ensemble symptomatique n'ayant pas permis de faire un diagnostic rapide, il est rare qu'un traitement méthodique et précoce ait pu être institué.

III. Formes frustes.

Parmi les formes anormales d'amibiase, les formes larvées sont peut-être de toutes les plus intéressantes à connaître. D'apparences bénignes et insidieuses au point de ne se manifester parfois par aucun des signes

[1] Ameuille et Tillaye, Un cas d'amibiase autochtone hépatique et primitive *(Bull. et Mém. Soc. Méd. Hôp. Paris,* séance 13 octobre 1916).

[2] Ravaut et Krolunitski, *loc. cit.*

cliniques décrits, elles ont de fortes chances de passer inaperçues aux yeux d'un médecin non averti. Elles donnent souvent lieu à des erreurs de diagnostic d'autant plus regrettables que le malade atteint de cette forme d'amibiase et laissé sans traitement efficace dissémine autour de lui les germes dont il est porteur.

Ces formes frustes peuvent être primitives ou secondaires à une crise dysentérique. Dans ce cas, les antécédents du malade ayant permis de les dépister, elles céderont à l'action d'une thérapeutique rationnelle. Au contraire, si les anamnestiques du malade sont muets, un examen détaillé des selles sera seul capable de les dévoiler. Parfois même elles sont si bénignes, que le malade n'y prête aucune attention ; on ne les découvre alors qu'à l'occasion d'une complication toujours possible ou d'une affection intercurrente. D'après MM. les médecins-majors Ravaut et Krolunitski[1], elles se caractérisent par la « persistance de matières abondantes, molles, pâteuses, en bouse de vache ; souvent se font des débâcles glaireuses, striées de quelques filets de sang, provoquées par le froid et surtout par des marches forcées ou des fatigues excessives. Quelquefois, au milieu de matières en apparence normales, le malade émet des glaires purulentes épaisses, ressemblant à de véritables crachats. D'autres enfin sont constipés, mais ces matières sont enrobées de glaires sanglantes ; ces hémorragies peuvent être très abondantes, persister pendant plusieurs

---

[1] Ravaut et Krolunitski, Sur quelques formes cliniques de la dysenterie amibienne (loc. cit.).

jours et simuler par l'aspect rutilant du sang de véritables hémorroïdes. Ce symptôme peut acquérir une telle importance qu'il serait possible d'admettre une véritable forme hémorragique de la dysenterie amibienne.

« En même temps, certains se plaignent de lourdeur au niveau de l'épigastre, de coliques au moment des digestions; ils sont fatigués, anémiés, et accusent une lassitude qu'ils n'avaient pas avant l'apparition de ces désordres intestinaux. L'appétit est en général conservé, augmenté même souvent. La fièvre est absente. En palpant l'abdomen, le médecin constate de la sensibilité du gros intestin, surtout au niveau du creux épigastrique, des angles coliques et du côlon iliaque; parfois suit-on une véritable corde colique. »

La fréquence de ces états larvés ne permet pas qu'on les ignore; ils sont à la fois un danger pour le malade et son entourage. L'ensemble symptomatique qu'ils présentent est en effet si favorable aux erreurs de diagnostic, que celles-ci sont fréquentes. Il n'est pas rare de voir certains de ces malades être pris pour des simulateurs. La conservation de leur bon état général, l'évolution apyrétique de l'affection, l'absence de diarrhée et de tout signe net et franc ne sont pas étrangers à cette méprise. D'ailleurs, le peu de moyens d'investigation que possède un médecin de corps de troupe, l'impossibilité dans laquelle il se trouve d'avoir recours aux examens de laboratoire ne lui permettent pas de trancher rapidement la question. Ce n'est que devant l'insistance du malade, son affaiblissement progressif, la persistance d'un catarrhe intestinal avec parfois selles séro-sanguinolentes, et rebelles aux traitements habituels que le médecin se décide à l'évacuation sur un centre hospitalier.

De tels malades arrivent là avec ces étiquettes classiques d'entérite banale, de diarrhée persistante, de fatigue générale, et traînent parfois d'hôpitaux en hôpitaux, momentanément soulagés par le repos qui leur est accordé. Leur interrogatoire et leurs anamnestiques ne donnent pas toujours des renseignements précis. Certains se souviennent bien parfois d'avoir eu de la diarrhée ou même de courtes crises dysentériques ébauchées pendant un ou deux jours avec selles séro-sanguinolentes, mais ils n'y ont guère prêté d'attention et, depuis lors, n'ont plus ressenti que des malaises passagers et insignifiants.

Ce n'est que grâce à l'examen microscopique de leurs selles que le diagnostic exact pourra être établi. Il devra donc être pratiqué chaque fois que l'on se trouvera en présence d'une diarrhée rebelle. Il ne faudra pas néanmoins s'attendre à mettre en évidence, dans les matières fécales, des amibes caractéristiques. Seules des formes prékystiques, des amibes déformées et des kystes amibiens pourront être mis en évidence. « Et à ce point de vue, pensent MM. les médecins-majors Job et Ernoul[1], nous partageons l'opinion de Walker et Sellards : quand les selles deviennent diarrhéiques sous l'influence d'un agent thérapeutique ou naturellement, l'amibe perd ses caractères typiques. »

[1] Job et Ernoul, *Un cas de dysenterie amibienne autochtone* (*Bull. et Mém. Soc. Méd. Hôp. Paris*, séance 15 octobre 1915, p. 855).

Il est à remarquer que, dans nos régions, ces formes frustes paraissent être très fréquentes. Peut-être l'amibiase se présente-t-elle la plupart du temps dans nos climats avec cet aspect anormal, et faut-il admettre avec M. le médecin-major Job[1] que l'élément météorologique joue un rôle important dans les manifestations cliniques de l'amibiase. C'est ainsi que « dans les anamnestiques d'un certain nombre de nos malades coloniaux, dit-il, anciens dysentériques revenant en France, nous relevons, en effet, que c'est en arrivant à Tanger que reparaît la diarrhée qui, à Casablanca, deviendra dysenterie. Le climat a fait germer le kyste et a donné à la jeune amibe une puissance pathogène qu'elle n'avait pas, ou plutôt a modifié la muqueuse du gros intestin, lui enlevant ses moyens de défense et a donné à nouveau au parasite le pouvoir d'y provoquer le processus pathologique qui lui est propre. »

Mais, du caractère peu alarmant des symptômes constatés, il ne faut pas conclure à la bénignité de la maladie. Les formes frustes ne sont pas moins redoutables que les formes normales. Abritées derrière leur apparence inoffensive, elles n'attendent que l'occasion de donner naissance à une crise aiguë ou à une complication. Elles la trouveront à propos d'une indisposition passagère, d'une affection intercurrente, etc. C'est ainsi que M. le médecin-major Bouyer[2] cite le cas d'un soldat n'ayant jamais présenté d'atteinte de dysenterie et qui, à l'occasion de la vaccination anti-

---

[1] Job Ernoul, *loc. cit.*

[2] Bouyer, Crise de dysenterie aiguë amibienne antityphique chez un porteur de germes (*Réunion Médicale*, Ire armée, octobre 1916).

typhoïdique, fut pris brusquement d'une crise de dysenterie amibienne typique. Elles sont d'ailleurs tout aussi capables que les formes normales de donner naissance aux complications de celles-ci. Il y a même tout lieu de penser que les abcès amibiens primitifs du foie ne sont en réalité que consécutifs à une de ces formes frustes qui ne s'est traduite jusqu'alors par aucun symptôme appréciable.

Cette manifestation sourde de la maladie doit être bien connue pour être dépistée. Elle présente en effet un double danger, un pour le malade qui demeure exposé à une complication grave, et un autre pour son entourage, car il sème inconsciemment autour de lui les germes dont il est porteur.

Les porteurs ignorés de kystes ne sont pas une rareté, et, malheureusement ce sont eux qui propagent et disséminent l'affection. Ils sont, au contraire, très fréquents parmi les soldats qui ont vécu au contact de dysentériques amibiens ou qui ont occupé des tranchées dans lesquelles avaient auparavant séjourné des coloniaux. MM. les médecins-majors Ravaut et Krolunitski[1] ont pu déceler des kystes amibiens chez des personnes saines dans une proportion de 5 pour 100. Sur 290 examens, MM. les médecins-majors Job et Hirtzmann[2] ont rencontré 85 fois des kystes, ce qui représente une proportion de 28,33 pour 100 parmi

[1] Ravaut et Krolunitski, les Kystes amibiens (*Presse Médicale*, 3 juillet 1916, n° 37, p. 291).

[2] Job et Hirtzmann, les Modes de propagation de la dysenterie amibienne au Maroc (*Bull. et Mém. Soc. Méd. Hôp. Paris*, séance 28 juillet 1916).

leurs convalescents. Sur 200 individus, ayant présenté des crises dysentériques, MM. les médecins-majors Ravaut et Krolunitski[1] ont pu constater 34 fois la survivance des kystes amibiens. Enfin, à l'hôpital de M..., M. le médecin-major Fiessinger, qui a bien voulu me faire part de ses recherches, m'a assuré que les examens nombreux des selles de ses malades lui avaient démontré la grande fréquence des porteurs de kystes, même parmi ceux n'ayant jamais quitté la métropole et n'ayant jamais présenté de symptômes diarrhéiques.

Dans l'intérêt même des malades, et dans celui de leur entourage, il est donc nécessaire de bien connaître ces formes anormales ; en les ignorant, on risquerait fort de méconnaître la dysenterie amibienne.

[1] Ravault et Kronulitski, *loc. cit.*

CHAPITRE V

COMPLICATIONS

Les complications de l'amibiase sont nombreuses. Il ne faut pas cependant considérer comme telles les rechutes qui peuvent survenir à une époque plus ou moins éloignée d'une première crise ; mais un processus anatomique distinct affectant divers organes de l'économie. C'est ainsi que Hoppe Seyler a signalé l'appendicite comme complication possible de l'amibiase. Dans certains cas très graves, l'on a pu observer la perforation du péritoine et une péritonite suppurée ; mais ce sont là des complications rares au même titre que les abcès du cerveau, de la rate, etc.

De toutes les complications de la dysenterie amibienne, celle qui est la plus intéressante à connaître à cause de sa fréquence et de sa gravité est assurément l'abcès du foie. D'après Kartulis, 85 pour 100 des abcès tropicaux du foie ont une origine amibienne. Si, à l'heure actuelle, il est impossible de préciser leur proportion comme conséquence de la dysenterie amibienne autochtone, on peut cependant affirmer qu'ils sont très fréquents.

Le tissu hépatique est, en effet, un milieu essentiellement favorable au développement d'*Entamœba dysenteriæ*. Pour parvenir à cet organe, les jeunes amibes tombées dans les espaces conjonctifs après la chute des lambeaux de muqueuse intestinale, peuvent, grâce à leurs dimensions réduites, pénétrer dans les vaisseaux sanguins et lymphatiques congestionnés. C'est vraisemblablement par la voie sanguine que l'amibe issue d'une schizogonie gagnera le foie en suivant les vaisseaux de l'intestin, puis la veine porte. A ce moment, sa taille égale ou inférieure à celle d'un globule rouge, lui permettra de passer dans la lumière des capillaires les plus fins. La dimension des formes adultes, au contraire, s'oppose à leur migration à grande distance. MM. les médecins-majors Job et Hirtzmann[1] estiment d'ailleurs « que ce n'est pas seulement dans la cellule intestinale que les petites amibes peuvent poursuivre leur évolution; mais c'est là que se trouve la première voie de pénétration, véritable porte d'entrée qui permettra ultérieurement à d'autres petites amibes d'envahir plus profondément les tissus et de tomber dans les voies lymphatiques et sanguines ».

Parvenue au niveau du foie, l'amibe y rencontre un milieu essentiellement favorable à son développement. Comme l'on n'a pu encore assister au début de la formation des abcès, on n'est pas encore fixé sur le processus qui préside à leur développement. Il est toutefois permis de supposer qu'il doit ressembler au

[1] Job et Hirtzmann, Note sur l'amibe dysentérique *(Bull. et Mém Soc. Méd. Hôp. Paris*, n° 25, 25-27 juillet 1916).

mode de constitution du foyer de nécrose au niveau de l'intestin.

Les abcès du foie peuvent être uniques ou multiples. Leur siège est variable; ils sont constitués par une poche de volume plus ou moins considérable contenant un pus de couleur chocolat. Ce pus renferme non seulement des amibes, mais des bactéries diverses; ces microbes sont morts, car l'ensemencement du pus demeure stérile.

Les abcès du foie surviennent à une date plus ou moins éloignée après la crise dysentérique. Dans certains cas même, ils apparaissent comme les premiers symptômes de l'amibiase. Ces abcès primitifs ont un peu déconcerté; mais leur pathogénie s'est éclairée par l'étude des formes frustes de la dysenterie amibienne. A vrai dire, ils ne sont pas primitifs, ils doivent être considérés comme la complication d'une amibiase bénigne passée inaperçue et dont ils ne sont que la première manifestation.

MM. les médecins majors Job et Ernoul ont signalé les premiers que des abcès du foie sont assez souvent constatés chez des personnes qui s'observent (officiers, commerçants, fonctionnaires), et qui affirment ne jamais avoir eu de selles muqueuses ou sanglantes, mais qui vivent dans un pays où l'amibiase est endémique. « D'ailleurs, à l'autopsie de sujets ayant succombé à cette affection, on trouve parfois sur le gros intestin des ulcérations qui ne laissent aucun doute sur leur nature[1]. » Depuis lors, de nombreux cas ont

---

[1] Job et Ernoul, Un cas de dysenterie amibienne autochtone (*Bull. et Mém. Soc. Méd. Hôp. Paris*, n°ˢ 29-3o, 21 octobre 1915).

été observés. MM. les médecins majors Ravaut et Kronulitski, Fiessinger, Ameuille et Tillaye, Cade et Vaucher en ont cité un certain nombre.

L'abcès du foie peut évoluer d'une façon apyrétique et ne se dévoiler brusquement que par des phénomènes alarmants. En général, le début en est insidieux ; parfois le malade accuse une sensation de gêne et de pesanteur du côté droit, puis il présente de la fièvre à grandes oscillations atteignant 39 degrés, des sueurs et des frissons. Le foie, hypertrophié, est sensible à la pression, avec parfois irradiation de la douleur à l'épaule droite, mais ce signe n'est pas constant et l'affection peut évoluer d'une manière indolore. Elle est, d'ailleurs, capable de revêtir un tableau clinique si varié qu'elle peut demeurer méconnue ou insoupçonnée. Parfois, comme le signalent MM. Rathery et Bisch[1], « les sujets se présentent avec un minimum de syptômes ; les uns entraient à l'hôpital pour des troubles pulmonaires, dyspnée, congestion pulmonaire ; d'autres, pour des symptômes typhoïdiques ; d'autres enfin, pour de la diarrhée à type de colite glaireuse. Rien, au premier abord, n'attirait l'attention sur une vaste collection intrahépatique. »

Les associations des symptômes les plus variés peuvent se présenter, formant parfois un ensemble disparate dans lequel rien ne peut mettre sur la voie d'un diagnostic certain. Ce sont parfois les signes

[1] Rathery et Bisch, Abcès du foie et diarrhée des tranchées *(Bull. Acad. Médecine*, séance 4 avril 1916, p. 388).

pulmonaires qui attirent l'attention. Le malade se plaint alors d'une sensation de pesanteur au niveau de l'hypocondre droit et d'une gêne respiratoire marquée. A l'examen du thorax, on peut constater une légère voussure de la région hépatique, mais elle est loin d'être constante et manque même souvent dans des cas confirmés. On ne note pas d'ampliation anormale du côté droit et l'examen du poumon, négatif à gauche, révèle parfois à la base droite une diminution notable des vibrations. La percussion de la base droite accuse souvent une matité franche qui remonte assez haut. L'auscultation permet de constater une obscurité respiratoire presque complète et de percevoir quelques râles fins après la toux, mais il n'existe ni souffle, ni frottements, et la recherche de la succussion, pratiquée verticalement et horizontalement, demeure négative.

Si, au contraire, les phénomènes abdominaux prédominent, le malade peut présenter des signes d'ascite discrète et mobile. Le foie est augmenté de volume et dépasse les fausses côtes de plusieurs travers de doigt. Sa palpation est pénible et douloureuse, un point sensible, nettement localisé, fait penser à la possibilité d'une cholécystite ou de toute autre affection s'accompagnant des symptômes constatés.

Devant un ensemble clinique aussi confus et aussi varié, l'on conçoit que des erreurs de diagnostic soient possibles et fréquentes. Souvent les anamnestiques, muets sur des crises dysentériques antérieures, ne feront que dérouter. Si, chez un ancien dysentérique, toute hypertrophie du foie ou toute douleur localisée à l'hypocondre droit est considérée comme suspecte, il n'en est pas de même chez un individu qui n'a pas de passé amibien.

On conçoit, dès lors, que l'affection ait été bien souvent méconnue. Dans trois cas publiés par MM. Cade et Vaucher[1], le diagnostic exact n'a pu être posé qu'une fois. Les deux autres ont été étiquetés : l'un de pleuro-pneumonie, l'autre d'hépato-péritonite bacillaire à évolution subaiguë. Un cas signalé par MM. Ameuille et Tillaye[2] fut considéré et traité comme une lithiase vésiculaire avec cholécystite.

Abandonnée à elle-même, l'affection évolue lentement, avec des périodes de fièvre et d'apyrexie. Il n'est pas rare cependant d'observer des crises aiguës qui prennent un aspect de gravité extrême. Aussi, le pronostic demeure-t-il sombre ; il n'est pas rare, d'ailleurs, qu'une complication fatale vienne brusquement emporter le malade.

C'est tantôt une vomique, résultant de l'ouverture de l'abcès dans les voies respiratoires, à laquelle succède parfois un état hémoptoïque chronique, caractérisé par une expectoration continue et sanglante. Tantôt l'abcès, s'ouvrant dans le péritoine, détermine une péritonite aiguë qui emporte le malade en quelques heures. Parfois même l'évolution de l'abcès est foudroyante, comme dans le cas signalé par MM. Noël Fiessinger et Edgar Leroy[3]. Il s'agit d'un soldat

---

[1] Cade et Vaucher, Amibiase dysentérique autochtone *(Bull. et Mém. Soc. Méd. Hôp. Paris*, nᵒˢ 23-24, 13 juillet 1916).

[2] Ameuille et Tillaye, Un cas d'amibiase hépatique autochtone et primitive *(Bull. et Mém. Soc. Méd. Hôp. Paris*, nᵒˢ 27-28, 26 octobre 1916).

[3] Noël Friessinger et Edgar Leroy, l'Evolution cachectisante

ayant présenté, dans l'espace de vingt jours, un syndrome de fièvre continue, avec diarrhée ocre et amaigrissement. On songe à un syndrome typhique. Bientôt la fièvre tombe en lysis, la cachexie progresse à vue d'œil, la diarrhée persiste sans jamais prendre le caractère dysentérique. Il s'agissait, comme le montra l'autopsie, d'une dysenterie amibienne, avec hépatite suppurée à nombreux foyers.

Dépister un abcès du foie est souvent bien délicat. Les symptômes de localisation hépatique sont parfois si peu marqués qu'ils n'attirent pas l'attention du médecin : douleurs à peine ébauchées dans la région hépatique antérieure, matité légère, soit antérieure (dépassant les fausses côtes de un à deux travers de doigt), soit postérieure (matité de quatre travers de doigt à la base droite) ; tumeur plus ou moins volumineuse, etc., etc.

Il ne faudra donc pas négliger de s'entourer de tous les éléments susceptibles d'éclairer le diagnostic. Il est indispensable de refaire souvent l'interrogatoire du malade, de lui faire préciser si, dans ses antécédents, il n'existe pas de crise diarrhéique ou dysentérique. Un examen soigneux et détaillé de l'appareil pleuro-pulmonaire et de l'appareil digestif permettra parfois d'éviter une erreur ; des poussées d'urticaire et le frémissement hydatique feront songer à un kyste ; mais, le plus souvent, l'on devra avoir recours aux examens suivants qui, sans donner une certitude absolue, présentent de grandes garanties.

rapide d'un abcès du foie au cours d'une dysenterie autochtone (analysé dans *Presse Médicale*, 26 octobre 1916).

Tout d'abord, la recherche des amibes, ou plutôt de leurs formes kystiques dans les selles du malade, sera d'un grand secours ; mais comme elle peut demeurer négative, même dans des cas d'abcès du foie confirmés, l'on devra avoir recours aux méthodes suivantes :

L'examen radiologique permettra d'être affirmatif sur l'existence d'une collection sous-diaphragmatique. Dans les cas positifs, il révélera la présence d'une ombre assez étendue de la base droite à limite supérieure convexe, nettement délimitée par le diaphragme. La présence de la collection révélée, reste à en préciser la nature. La ponction exploratrice atteint ce but. Elle sera pratiquée sur la ligne axillaire dans le IXe espace intercostal droit. En cas d'abcès amibien du foie, elle ramènera un pus de couleur chocolat, stérile à la culture. Cette teinte particulière et cette stérilité sont caractéristiques de l'hépatite amibienne suppurée.

Signalons également le procédé du laboratoire sur lequel M. le médecin principal Billet attire l'attention. Chez tout amibien, quand l'éosinophilie sanguine disparait pour faire place à une polynucléose, tout phénomène anormal constaté au niveau de la région hépatique devra faire songer à la possibilité d'un abcès.

Bien qu'elle ne paraisse pas spécifique des abcès de foie, la réaction de pyo-déviation du complément du MM. Tribondeau et Fichet[1] est intéressante a plus d'un point de vue. Ces deux auteurs, employant la

[1] Tribondeau et Fichet, Pyo-déviation du complément et abcès du foie (*Bull. Acad. Méd.*, nᵒ 4o, séance du 1o octobre 1916).

méthode générale de déviation du complément, ont recherché au moyen d'un antigène pus hépatique, qu'ils ont fabriqué eux-mêmes, les anticorps correspondants chez les malades atteints d'abcès du foie. Si, dans tous les cas d'abcès amibiens confirmés, la réaction s'est montrée positive, elle l'a été aussi malheureusement dans certaines suppurations diversement situées et déterminant chez l'individu des réactions de défense (phlegmons, adénites, foyers tuberculeux, pleurésies purulentes, gommes syphilitiques, etc., etc.), même un certain temps après la guérison. Par contre, elle demeure négative chez les sujets sains. Elle paraît donc plutôt spécifique des réactions en général que de la suppuration hépatique en particulier. Mais un fait important est cependant à retenir, c'est que seul le pus d'abcès du foie fournit un antigène vraiment actif, alors que les autres pus expérimentés se sont montrés inertes.

Aussi, MM. Tribondeau et Fichet peuvent pouvoir conclure que, grâce à certaines modifications de détails, « elle est pratiquement appelée à rendre certains services, surtout en ce qui concerne le diagnostic des abcès du foie, souvent assez délicat pour qu'un signe de plus ne soit pas à dédaigner ».

Le traitement des abcès du foie est plutôt chirurgical que médical. Cependant, de certaines observations de MM. Flandin, Dumas, S. Costa [1] et de M. le

---

[1] Costa, Abcès amibien du foie partiellement ouvert dans les bronches et dans l'intestin. Guérison par les ponctions et les injections d'émétine (*Bull. et Mém. Soc. Méd. Hôp. Paris*, n° 12, 11 avril 1913).

professeur Chauffard[1], il semble découler que, dans un certain nombre de cas, la guérison peut être obtenue sans intervention chirurgicale au moyen du procédé si simple et si anodin des ponctions et des injections d'émétine. Mais il n'en est pas toujours ainsi ; la gravité et l'étendue des lésions nécessitent le plus souvent une intervention chirurgicale, seule capable de sauver la vie du malade.

[1] Chauffard, Etat hémoptoïque chronique consécutif à l'ouverture dans les bronches d'un abcès dysentérique du foie. Guérison par l'émétine (*Bull. et Mém Soc. Méd. Hôp. Paris*, n° 2, 16 janvier 1914).

CHAPITRE VI

DIAGNOSTIC

Dans l'intérêt même du malade, afin d'établir au plus tôt un traitement rationnel, et dans l'intérêt collectif, afin de prendre les mesures prophylactiques nécessaires, il est de la plus grande utilité d'établir d'une manière précoce le diagnostic de l'amibiase. Or, par la seule observation du malade, on ne peut émettre la plupart du temps que des présomptions cliniques. Le diagnostic exact n'est, le plus souvent, possible qu'avec le secours du laboratoire. Mais comme celui-ci n'est pas toujours à la portée du médecin traitant et surtout d'un médecin de corps de troupe, il est nécessaire de bien connaître les principales règles du diagnostic clinique de la maladie. Je m'en occuperai dans un premier paragraphe Dans un second, j'envisagerai les méthodes de laboratoire qui permettent de faire le diagnostic différentiel par la mise en évidence de l'agent déterminant de l'infection.

I. Diagnostic clinique.

Facile dans certains cas, le diagnostic de la dysenterie amibienne peut être rendu très malaisé, soit par la banalité ou le peu de relief des symptômes principaux, soit par l'absence ou l'altération de certains signes cardinaux, soit encore par la prédominance de certains autres secondaires dans l'amibiase classique. La communauté et l'identité des symptômes observés dans les divers syndromes diarrhéiques ou dysentériques expliquent les confusions fréquentes. L'organisme, infecté en un même point de l'économie par des agents pathogènes différents, réagit à leur égard par des signes locaux et généraux à peu près identiques.

Signalons tout d'abord qu'il est la plupart du temps difficile sinon impossible de distinguer cliniquement l'amibiase d'une atteinte de dysenterie due à des parasites divers (trichomonas, lamblia, spirilles, trichocéphales, ascaris, etc.). La constatation microscopique de ces organismes pourra seule trancher le diagnostic.

Il faudra tout d'abord faire un interrogatoire détaillé du malade, afin de lui faire préciser s'il n'a pas habité un pays d'endémicité, ou s'il n'a pas vécu au contact de coloniaux. Ce point essentiel, parfois perdu de vue, peut mettre bien souvent sur la voie d'un diagnostic. Nous ne reviendrons pas ici sur les principaux symptômes de l'amibiase que nous avons précédemment exposés dans un précédent chapitre. Les selles, relativement peu nombreuses et sanguinolentes, l'aspect plus aggloméré du sang ressemblant à un crachat hémoptoïque, parfois l'apparence de bouse de vache qu'affectent les fèces, l'évolution chronique de l'affection avec apyrexie et conservation du bon état général, plaideront en faveur de l'amibiase.

Après s'être assuré que l'émission sanguine ne

provient ni d'un polype rectal, ni d'hémorroïdes, ni d'un cancer, ni d'affections utérines chez la femme, on envisagera successivement les maladies qui s'accompagnent de catarrhe intestinal et peuvent prêter à confusion.

Dans la dysenterie bacillaire, le malade présente de la fièvre; ses selles sont nombreuses, atteignant parfois le chiffre de cent et même cent cinquante par vingt-quatre heures. Elles sont liquides, sans aucune trace de matières fécales. Assez souvent, au commencement ou à la fin de la maladie, on observe des matières ovillées couvertes de mucosités.

Dans cette affectation, le sang existe dans le mucus des excreta sous forme de fines stries, alors que, dans l'amibiase, il est plus aggloméré. Enfin. l'apparence de gravité de la maladie, l'asthénie, la soif intense due à la déshydratation de l'organisme, l'efficacité du sérum antidysentérique et l'échec de la médication émétinée devront faire penser à la dysenterie bacillaire.

Une crise d'entérite aiguë pourra également prêter à confusion. Mais les selles, peu nombreuses, sont plutôt diarrhéiques que dysentériques; elles sont enrobées dans du mucus et des débris de muqueuse intestinale; rarement elles présentent des stries sanguinolentes. Cependant, le caractère et l'évolution de la maladie sont bien faits pour entraîner des erreurs; l'alternance des périodes aiguës et de périodes de rémission, la fréquence relative des selles, l'apyrexie, sont bien faites pour les expliquer. Aussi, l'épreuve thérapeutique ne devra-t-elle être jamais omise; en prouvant l'inefficacité du sérum antidysentérique et de l'émétine, en montrant au contraire l'amélioration qui suit l'observation d'un régime bien conduit, elle permettra d'établir le diagnostic d'entérite.

Les atteintes de diarrhée banale, très fréquentes dans les corps de troupe, et considérees par M. Pierre Bonnier[1], comme une pousse des centres digestifs bullaires, peuvent faire penser à l'amibiase. Mais, de même que pour les intoxications intestinales à ensemble symptomatique bruyant, à début brusque et à symptômes alarmants, un examen détaillé tranchera le diagnostic.

Cependant, dans nombre de cas, l'on ne porte pas le diagnostic d'amibiase, parce que l'on n'est pas habitué à la rencontrer dans nos régions. En présence de phénomènes diarrhéiques persistants, malgré toute médication ordinairement employée en pareil cas, il sera nécessaire d'avoir recours:

a) A l'épreuve thérapeutique ;
b) A la rectoscopie.

a) Pour MM. Ravaut et Krolunitski[1], l'épreuve thérapeutique est d'une importance capitale puisque, disent-ils, « malgré la constatation du bacille dysentérique, l'existence d'un séro-diagnostic parfois positif, c'est l'insuccès du sérum antidysentérique qui nous a montré que nous n'étions pas dans la bonne route et nous a lancé sur une autre piste. Dans cette voie, au

---

[1] Ravaut et Krolunitski, Pourquoi avons-nous failli méconnaître la dysenterie amibienne (*Presse Médicale*, n° 22, lundi 17 avril 1916).

contraire, tous les faits concordèrent parfaitement, et le succès de la thérapeutique anti-amibienne venait confirmer le diagnostic. » Il arrive cependant parfois que les injections d'émétine ne donnent pas toujours les résultats que l'on en attend et, de l'avis de MM. les médecins-majors Orticoni et Nepveux[1] « elles n'ont quelquefois aucune action, surtout dans les cas où les amibes n'existent que dans la lumière du canal intestinal et où les délabrements de la muqueuse sont tout à fait minimes ».

b) La rectoscopie, en permettant l'observation directe des lésions intestinales, sera toujours d'un grand secours. L'aspect particulier des ulcérations amibiennes est si caractéristique qu'il ne prête pas à confusion. Malheureusement, cette pratique est très souvent pénible pour le malade et elle doit céder le pas aux moyens de laboratoire dont nous allons nous occuper.

II. Diagnostic par les recherches de laboratoire.

Parmi les recherches de laboratoire deux procédés doivent être retenus :

1° La recherche de l'agent pathogène et de ses formes kystiques dans les selles des malades ;

2° L'inoculation au jeune chat.

---

[1] Orticoni et Nepveux, Sur l'étiologie de quelques diarrhées et dysenteries rebelles *(Bull. Soc. Path. exot*, t. IX, séance 10 mai 1905, n° 5).

1° **Examens des selles.** — Il faut une grande habitude pour pouvoir, sur le simple aspect des selles, différencier, même après un examen attentif, la dysenterie amibienne des autres affections qui peuvent la simuler. Cependant, MM. Grall et Hornus[1] ont précisé les caractères macroscopiques et microscopiques qui permettraient de distinguer l'amibiase de la dysenterie bacillaire. Si ce diagnostic est parfois possible entre les deux affections (les selles des dysentériques bacillaires étant plus liquides, moins abondantes, contenant de fines stries sanguines et non des crachats sanguins numulliformes), il ne faut cependant jamais négliger l'examen microscopique, seul capable de donner un signe de certitude par la mise en évidence de l'agent pathogène.

Cette recherche de l'agent pathogène permettra de constater, soit :

a) Des amibes ;
b) Des formes kystiques.

a) *Recherche des amibes.* — La recherche des amibes dans les selles exige de nombreuses précautions. Le malade ne doit pas avoir absorbé de purgatif ou avoir reçu un lavement ; ces médications déforment les amibes et les rendent méconnaissables. Les selles seront recueillies à part, de manière à ne pas être mélangées d'urine, et seront examinées aussitôt après émission alors qu'elles sont encore chaudes. Dès que

---

[1] Grall et Hornus, *Paris Médical*, 13 juin 1914.

les matières se refroidissent, en effet, on ne peut plus
observer d'amibes vivantes dans les préparations. Elles
se contractent, se roulent en boule, puis s'enkystent,
s'apprêtant ainsi à affronter les conditions défavorables
auxquelles elles vont être soumises.

C'est souvent faute de ne pas avoir observé ces
principes que les examens demeurent négatifs ou que
des erreurs sont commises. En particulier, dans le cas
d'association amæbo-bacillaire, un examen tardif
mettra le bacille seul en évidence. La méconnaissance
de l'amibe donnera lieu alors à des conséquences
regrettables qui auraient pu être évitées par un examen
précoce des selles du malade.

Les amibes se rencontrant surtout au niveau des
glaires et des points muco-purulents, on recueillera à
l'aide d'une aiguille ou d'un fil de platine une goutte
de mucosités, que l'on prendra de préférence au niveau
des stries sanguinolentes ou purulentes. La goutte
ainsi recueillie sera placée sur une lame porte-objet
puis recouverte d'une lamelle que l'on entourera de
vaseline pour éviter l'évaporation. On peut de même
placer la goutte à examiner sur une lamelle dont les
bords ont été préalablement garnis de vaseline puis
déposer la lamelle sur une lame porte-objet. On peut
également, suivant la technique de MM. Ravaut et
Krolunitski[1], aspirer avec une pipette des glaires pyo-
sanguinolentes. Dans la partie effilée, on repère par
transparence les points purulents ; ce sont en général

[1] Ravaut et Krolunitski, Pourquoi avons-nous failli méconnaître
la dysenterie amibienne *(loc. cit.)*.

les régions les plus riches en amibes. Pour les recueillir, il suffit de vider lentement l'effilure et, dès que le point choisi parvient à l'extrémité de la pipette, on le recueille sur une lame de verre. On peut vider aussi le contenu de la pipette en l'étalant sur une feuille de papier buvard et choisir avec un fil de platine les régions purulentes avec lesquelles on désire faire la préparation.

Il faut avoir bien soin de ne pas écraser les amibes en faisant l'étalement, puis éviter autant que possible de les comprimer avec la lamelle. A cette fin, MM. Guiart et Grimbert[1] conseillent de placer sur la lame porte-objet et à un écartement un peu moindre que la largeur de la lamelle, de minces soies de porc parallèles entre elles qui la maintiennent très légèrement soulevée au-dessus de la lame. Ajoutons enfin qu'il n'est pas nécessaire de diluer avec un liquide additionnel, car même la solution physiologique peut être fatale aux amibes.

La recherche de ces parasites peut être négative dans les vingt-quatre ou quarante-huit premières heures de la maladie, pendant la période de diarrhée. Quand elles existent, elles apparaissent sous l'objectif comme de petits corpuscules mobiles, clairs, à reflet brillant bleu électrique, se déplaçant au moyen de pseudopodes plus ou moins actifs. Il faudra alors s'assurer :

1° Que ce sont bien des amibes ;

2° Que ce sont des amibes pathogènes.

---

[1] Guiart et Grimbert, *Précis de diagnostic*, 1910.

Dans sa forme végétative type, le diagnostic de l'amibe est facile et ses caractères sont suffisants pour empêcher toute confusion avec des leucocytes, des cellules intestinales desquamées, certains parasites intestinaux tels que les Lamblia ou les Trichomonas. Leurs dimensions, leurs pseudopodes plus actifs que ceux des globules blancs, la présence d'un seul noyau parfois peu distinct, permettent la plupart du temps une différenciation rapide. Mais à l'état immobile, l'amibe est plus difficile à reconnaître ; elle peut être confondue avec des cellules épithéliales ou des éléments divers de la préparation.

Quand le diagnostic d'amibe a pu être établi, il s'agit de déterminer si la variété déterminée est pathogène ou non. Quand l'amibe dysentérique se présente sous sa forme adulte, cette distinction est assez simple. L'amibe du côlon est plus petite, se présentant d'ordinaire sous la forme d'une masse protoplasmique elliptique de 15 à 35 µ. Elle émet en général un seul pseudopode et ses mouvements sont plus lents et plus paresseux. Son protoplasma hyalin renferme un noyau visible et un certain nombre de vacuoles, mais, même pendant les déplacements il est difficile de distinguer l'ectoplasme de l'endoplasme. On ne rencontre que rarement des globules rouges dans les amibes du côlon, mais d'après certains auteurs, cette espèce peut être hématophage. « On peut observer en effet, disent MM. Orticoni et Nepveux[1], des amibes du côlon

---

[1] Orticoni et Nepveux, Sur l'étiologie de quelques diarrhées et dysenteries rebelles (*Bull. Soc. Path. exot.*, t. IX, n° 5, séance 10 mai 1916).

contenant des globules rouges, en petit nombre, il est vrai.

Plus visqueuses et plus vitreuses que les amibes du côlon, les formes adultes d'*Entamœba dyenteriœ* possèdent un endoplasme granuleux nettement distinct de l'ectoplasme réfringent. Leurs mouvements et surtout ceux d'histolytica sont vifs et nets. « Par ses mouvements vigoureux et francs, par ses inclusions globulaires, par la différenciation nette entre l'endoplasme grisâtre et l'ectoplasme brillant, il est impossible de ne pas reconnaître *Entamœba histolytica* [1]. »

D'après MM. les médecins majors Orticoni et Nepveux[2], « les deux espèces sont facilement reconnaissables à leurs dimensions différentes, aux caractères différentiels de l'ectoplasme et de l'endoplasme et surtout à leur mode de progression. On sait, en effet, que l'amibe du côlon a des mouvements beaucoup plus lents que l'amibe dysentérique. Cette dernière, après avoir poussé des pseudopodes très mobiles, a des mouvements de propulsion en masse qui la distinguent très nettement de l'amibe du côlon. C'est même là, à notre avis, un caractère différentiel des deux amibes qui peut avoir quelquefois plus d'importance que la présence de globules rouges à l'intérieur du parasite. »

Mais la facilité de diagnostic n'est pas toujours aussi simple. Nous avons vu, en effet, que dans les

---

[1] Ravaut et Krolunitski, *loc. cit.*
[2] Orticoni et Nepveux, *loc. cit.*

selles des malades présentant des dysenteries caractérisées l'on peut rencontrer différentes formes amibiennes représentant les diverses phases de l'évolution du parasite. Or, les formes jeunes apparaissant tout au début de la crise dysentérique peuvent ne pas présenter de différenciation nette entre leur ectoplasme et leur endoplasme. Elles sont ovales, de 15 à 20 μ de diamètre, extrêmement mobiles, parfois gorgées de globules rouges. Ce n'est qu'après quelques jours, à la période aiguë de la crise qu'elles ont acquis la taille et les caractères de l'amibe typique. Au déclin de la maladie, elles sont parfois très difficiles à différencier des amibes du côlon. Elles sont petites, à mouvements lents et paresseux, à ectoplasme et endoplasme mal différencié, à inclusions globulaires rares.

Le diagnostic sera parfois très délicat à cette période et, dans les cas douteux, il vaudra mieux ne pas se prononcer.

M. le médecin inspecteur Vincent a essayé de faciliter l'observation des amibes par un artifice de préparation. On dépose sur le bord de la lamelle une goutte de solution aqueuse de bleu de méthylène; tous les éléments de la préparation se colorent en bleu, à l'exception des amibes qui restent incolores et se détachent nettement sur le fond bleu.

b) *Recherche des formes kystiques.* — Les kystes amibiens pouvant exister encore dans les selles, même quand les formes adultes ont disparu et représentant la signature des formes frustes, il est indispensable de savoir les rechercher. Leur résistance à l'égard des agents extérieurs permet de les mettre en évidence même dans des laboratoires éloignés du lit des malades. C'est là un avantage précieux qui mérite d'être pris en considération.

Ce sont les travaux de MM. Mathis[1], Sinton[2], Ravaut et Krolunitski[3] qui ont précise leurs caractères et indiqué la méthode de leur recherche.

Celle-ci, d'ailleurs, est simple ; elle s'effectuera dans les selles suspectes, d'après la méthode déjà décrite pour la mise en évidence des amibes. Cependant, comme les kystes peuvent exister dans les matières solides, on pourra en délayer un fragment dans un peu de sérum physiologique, ou mieux employer l'artifice suivant qui a le double but de ramollir et enrichir les matières.

A cet effet on en dépose un fragment sur un morceau de toile métallique très fine recouvrant un verre conique. Avec un agitateur on triture cette parcelle, puis l'on fait couler par dessus un peu d'eau physiologique stérilisée qui entraîne au fond du verre les matières dissociées. Le tamis retient les particules grossières et laisse passer les kystes. On centrifuge, puis

---

[1] Mathis, Recherches des kystes d'amibes dans les selles de l'homme *(Bull. de la Soc. Méd. Chir. Indo-Chine*, 8 juin 1913, Entamibes des singes *(id.*, 14 septembre 1913); les Porteurs de kystes du *Loschia histolytica* et la prophylaxie de la dysenterie amibienne *(id.*, 9 novembre 1913); Procédé rapide de fixation et de coloration pour reconnaître aisément les kystes d'amibes dans les selles *(id.*, 19 avril 1914).

[2] Sinton, *Annales tropicales de Médecine parasitaire*, 1912, p. 230.

[3] Ravaut et Krolunitski, les Kystes amibiens *(Presse Médicale*, n° 37, p. 289, 3 juillet 1916).

l'on examine entre lame et lamelle une parcelle de matière prise dans le culot.

On peut employer avec avantage la méthode de Telemann[1] modifiée par Miyagawa[2] et Jörgensen[3], qui comprend les opérations suivantes : on prélève diverses portions de matières, environ gros comme une noisette, puis on délaye l'ensemble de ces prises dans 50 centimètres cubes de sérum physiologique stérilisé. Le mélange est agité violemment dans un flacon à large goulot fermé à l'émeri et dans lequel on a introduit de grosses billes de verre pour faciliter la dissociation des matières. On tamise ensuite sur une toile fine, puis on additionne le liquide obtenu ainsi débarrassé ce ses particules volumineuses de la moitié de son volume d'un mélange à parties égales d'eau et d'acide chlorhydrique ordinaire. On agite énergiquement, puis l'on ajoute au mélange son volume d'acide sulfurique. Après agitation légère, on centrifuge. L'éther dissout les graisses neutres et les acides gras, tandis que l'acide dissout les albuminoïdes, les savons, la mucine, les phosphates, les sels de calcium. Après centrifugation, on obtient trois couches : au-dessus, l'éther avec les graisses ; au milieu, l'acide avec les bactéries et les fines particules ; au fond, le culot renfermant les kystes.

[1] Telemann, Eine Methode zur Eleichterung der Auffindung von Parasiteneiern in den Fœces (*Deutsch. Med. Wochensch.*, xxxiv, p. 1510, 1908).

[2] Miyagawa, *Mitt. Medizin. Gesellsch. zu Tokio*, XXVI, 1912, et *Centralblatt für Bakteriologie* LXIX, 1913, p. 135.

[3] Jörgensen, *Hospitalsidende*, 1er et 8 octobre 1913 ; et *British Med. Journal*, 7 février 1914.

Ce traitement, sans modifier ces derniers, a eu l'avantage d'en produire une concentration assez notable. On examine alors entre lame et lamelle une petite particule du culot de centrifugation.

Les kystes se recherchent comme les amibes par l'examen direct sans artifice de préparation. Leur nombre peut être variable; dans certains cas ils sont très abondants, mais le plus souvent il faut parcourir toute une série de lames avant d'en rencontrer un seul. Aussi, ne faut-il pas craindre de répéter les examens.

A un faible grossissement, nous avons déjà eu l'occasion de dire que les kystes se présentaient sous la forme de petits globules réfringents à reflets nacrés comparables à l'orient d'une perle. Ils paraissent sertis par une bordure plus ou moins fine et tranchent par leur éclat sur le reste de la préparation. A fort grossissement, on peut en définir tous les détails et en déterminer les dimensions. En règle générale, les kystes d'*Entamœba dysenteriæ* mesurent de 15 à 20 μ de diamètre, alors que ceux du type coli plus volumineux atteignent de 15 à 25 μ. Si les kystes de la variété pathogène ne possèdent jamais plus de quatre noyaux; par contre, ceux de l'*Amœba coli* peuvent en renfermer jusqu'à huit. Ils sont disposés sur plusieurs plans et sont limités par des granulations réfringentes.

Dans le cas où les kystes des amibes du côlon ne sont pas arrivés à maturité, la différenciation peut devenir délicate. Le nombre de leurs noyaux est alors souvent inférieur à quatre et peut entraîner des erreurs. Il faudra se baser, pour faire le diagnostic, sur le diamètre toujours supérieur de la variété pathogène.

De nombreuses formations peuvent également être confondues avec les kystes amibiens. Certaines cellules en voie de dégénérescence, des globules blancs, etc., peuvent prêter à confusion. Mais les leucocytes et les cellules en voie de dégénérescence n'ont jamais de double paroi et ne présentent jamais l'éclat des kystes. Les globules graisseux, par contre, réfringents, arrondis, paraissant avoir une double paroi, peuvent être une cause d'erreur; ils ne présentent cependant jamais de noyau à leur intérieur et ont un reflet spécial jaune pâle qui ne rappelle pas celui des kystes.

Certains parasites animaux et végétaux peuvent également être pris pour des kystes. Les œufs des vers parasites du tube digestif (Plathelminthes et Nemathelminthes) en particulier pourraient parfois les simuler. Leur morphologie tout à fait différente permet cependant de les distinguer à un examen sommaire. Leurs dimensions plus considérables, la présence concomitante d'anneaux mûrs, le clapet caractéristique des œufs des Trématodes et des Botriocéphales sont des signes distinctifs suffisants.

MM. Ravaut et Krolunitski[1] nous mettent en garde contre les méprises auxquelles peuvent donner lieu certains parasites végétaux et, en particulier, le *Blastocystis hominis*. « Ce champignon, disent-ils, est extrêmement fréquent chez l'homme et se présente

---

[1] Ravaut et Krolunitski, les Kystes amibiens *(loc. cit.)*.

sous des aspects variés. Il peut revêtir une forme arrondie, de la dimension des kystes, et présenter une double paroi; mais même, lorsque cette dernière est très mince, elle présente toujours dans son épaisseur un ou deux noyaux, parfois très petits, mais nettement visibles; la partie centrale protoplasmique a un reflet clair violacé et ne présente jamais ni noyau, ni granulations. Certaines levures, qui appartiennent peut-être à la classe des Blastocystis, ont une paroi extrêmement mince renfermant dans son épaisseur de petits nucléoles brillants, mais leur protoplasma jaune verdâtre n'a pas le reflet de celui des kystes et ne contient aucune trace de noyau. Enfin, certains protozoaires, très fréquents dans les selles des dysentériques, donnent également naissance à des kystes qu'il ne faut pas confondre avec ceux des amibes. Ceux de *Lamblia intestinalis* sont ovoïdes ou ronds, selon leur orientation, et de 10 à 15 μ de long sur 8 à 9 de large; ils possèdent une double paroi très mince, ils sont assez réfringents et peuvent présenter quelquefois de très petits noyaux qui n'ont jamais la bordure granuleuse des noyaux du kyste amibien; ils sont surtout caractérisés par la présence de lignes flexueuses en forme d'arabesques formées par des flagelles vus par transparence à l'intérieur. Les kystes que nous attribuons au *Tetramitus Mesnili* sont extrêmement petits et ne dépassent pas 7 μ. »

L'élimination des kystes étant intermittente, irrégulière, discontinue, il ne faudra pas être surpris de ne pas rencontrer ces formes de résistance, même dans des cas d'amibiase confirmés. Leur absence dans une préparation n'implique pas forcément que la maladie ne soit pas de la dysenterie amibienne. Aussi, les examens en vue des recherches devront être nombreux et patients; il ne faut pas hésiter à les multiplier et, au besoin, déterminer une entérite artificielle si l'on a des raisons de soupçonner l'amibiase.

Beaucoup de moyens ont été conseillés pour obtenir ce résultat. Une légère purgation saline, un simple lavement du Codex, en entraînant mécaniquement au dehors les formations kystiques, sont souvent suffisants pour atteindre ce but. MM. Ravaut et Krolunitski[1] conseillent l'injection intraveineuse de 1 à 4 centigrammes de cyanure de mercure. Noc préconise les lavements au thymol, Mauté[2], les lavements d'eau iodée à 1 pour 1.000 (1 gramme d'iode et 2 grammes d'iodure pour un lavement de 1 litre). « Je les fais donner généralement le matin, dit-il. Deux ou trois heures après l'avoir rendu, le malade expulse, au prix de quelques coliques, des mucosités glaireuses. On trouve d'ailleurs assez rarement le parasite dans ces mucosités où abondent pourtant des cellules de toutes sortes, des globules blancs et quelques globules rouges. Il faut le rechercher dans les selles diarrhéiques ou simplement molles, quelquefois même moulées, que le malade expulse dans la soirée du lendemain. On est alors tout étonné de trouver non seulement des kystes, mais même des amibes, chez

---

[1] Ravaut et Krolunitski, Pourquoi avons-nous failli méconnaître la dysenterie amibienne *(Presse Médicale*, 17 avril 1915, n° 22).

[2] Mauté, Contribution à l'étude de la dysenterie amibienne *(Press Médicale*, 1916, n° 60, jeudi 26 octobre 1916).

des malades qui, depuis plusieurs semaines, avaient des selles absolument normales et dans lesquelles de multiples examens microscopiques ne révélaient plus rien. »

2° Inoculation au jeune chat. — Le meilleur moyen d'élucider la nature pathogène d'une amibe ou d'une formation kystique est d'inoculer au jeune chat les matières qui les contiennent. A cet effet, on commence par examiner les déjections des animaux en expérience pour savoir s'ils ne sont pas eux-mêmes porteurs d'amibes. Cette question étant élucidée, l'inoculation des matières suspectes peut se faire par la voie buccale ou la voie rectale.

La voie buccale ne pourra être utilisée que dans les cas où l'on soupçonne l'existence de formes kystiques. Celles-ci sont en effet seules capables de pouvoir résister à l'influence du suc gastrique; les amibes d'ailleurs, à cause de leur grande fragilité et de leur mort rapide en dehors de l'organisme, n'auraient que peu de chances d'être absorbées vivantes par l'animal. Si l'on veut avoir recours à cette voie, on peut délayer dans un peu de lait les matières contenant des kystes suspects, puis faire absorber le mélange au jeune chat.

La voie rectale, donnant plus de garanties, devra surtout être employée. Une fois les sujets à expérience choisis, on les laisse jeûner pendant un jour, de manière à leur laisser vider leur rectum. L'inoculation se fera autant que possible avec des matières chaudes prises au lit du malade. Elle présente souvent de grandes difficultés, car l'animal résiste et se débat. Il faut le maintenir solidement, et même le rouler, comme le conseille Brumpt, dans un tablier au dans une grande pièce de toile. L'animal étant bien maintenu par un aide, on engage dans son rectum une grande sonde que l'on enfonce aussi loin que possible. Au moyen d'une grosse seringue, on injecte dans la sonde quelques centimètres cubes de mucosités riches en parasites et encore chaudes. La sonde est ensuite retirée lentement.

Si les matières contiennent des amides pathogènes, celles-ci déterminent chez l'animal une diarrhée profuse et un amaigrissement rapide suivi de mort. Les amibes pathogènes peuvent être mises en évidence dans les déjections, et l'autopsie montre l'existence d'ulcérations intestinales comparables à celles de l'amibiase typique.

Les cultures que Mouton[1] et Lesage[2] ont essayé de faire avec les amibes pathogènes sont impures et présentent plutôt un intérêt théorique que pratique. On ne peut les utiliser pour faire une sélection des variétés pathogènes. Nous ne nous y arrêterons pas.

[1] Mouton, Recherches sur la digestion chez les amibes (*Annales de l'Institut Pasteur*, 1902, VIII, p. 457, 509).

[2] Lesage, Culture de l'amibe de la dysenterie des pays chauds (*Annales Inst. Pasteur*, XIX, 1905, p. 9-16.

CHAPITRE VII

TRAITEMENT

Je ne prétend pas faire ici une étude complète des divers traitements proposés pour combattre l'amibiase. J'indiquerai simplement la méthode thérapeutique la plus couramment employée. Le Kho-Sam, le Sima-roula, autrefois en vogue, ne sont plus guère usités, aussi je ne fais que les mentionner et je m'arrêterai plus spécialement à l'étude des méthodes rationnelles de traitement telles qu'elles ont été établies par Rogers, Cháuffard[1], Dopter, et plus récemment par Ravaut et Krolunitski, Job et Hirtzmann, Mauté.

A vrai dire, il n'existe pas de traitement réellement spécifique de la dysenterie amibienne; mais le succès remporté par l'ipéca en macération ou à la brésilienne et, en particulier, par son dérivé, le chlorhydrate d'émétine, font considérer ce médicament comme seul capable actuellement de donner des résultats certains et durables. Il possède en effet une incontestable efficacité, et l'on ne saurait, avec M. le professeur Chauf-

---

[1] Chauffard, État hémoptoïque chronique consécutif à l'ouverture dans les bronches d'un abcès dysentérique du foie (*Bull. et Mém. Soc. Méd. Hôp. Paris*, n° 2, 22 janvier 1914).

fard, souscrire à la phrase suivante de M. Morin[1] :
« Comme l'ipéca, l'émétine a eu son heure, plus éphémère, de gloire incontestée. »

L'émétine est cependant susceptible d'insuccès; si elle a une action incontestable sur les formes amibiennes adultes, elle demeure le plus souvent sans effet sur les formes kystiques. Elle sera donc un médicament merveilleux pendant la crise, mais beaucoup moins sûr et moins efficace dans le traitement des formes chroniques et frustes de dysenterie amibienne. C'est ce qui fait dire à MM. les médecins-majors Orticoni et Nepveux[2] que parfois « les injections souscutanées d'émétine n'ont aucune action, surtout dans les cas où les amibes n'existent que dans la lumière du canal intestinal et où les délabrements de la muqueuse sont tout à fait minimes ». MM. les médecins-majors Job et Hirtzmann[3] pensent d'ailleurs que « si l'émétine fournit d'excellents résultats au point de vue du traitement de la crise de dysenterie amibienne, elle ne met pas, d'une façon certaine, à l'abri des rechutes. C'est un médicament merveilleux contre les accidents aigus, mais il ne détruit pas d'une façon certaine tous les parasites. »

L'émétine a donc besoin d'être secondée par une médication adjuvante qui lui permettra de produire le

---

[1] H. Morin, *l'Emétine dans la dysenterie amibienne* (th. de Bordeaux 1913).

[2] Orticoni et Nepveux, Sur l'étiologie de quelques diarrhées et dysenteries rebelles *(Bull. Soc. Pat. exot.*, n° 5, 10 mai 1916).

[3] Job et Hirtzmann, Dysenterie amibienne et chlorhydrate d'émétine *(Bull. et Mém. Soc. Méd. Hôp. Paris*, n°s 27-28, séance 13 octobre 1916).

maximum d'effet tout en combattant les accidents qu'elle n'aura pu juguler.

Pour être complet, le traitement de la dysenterie amibienne devra comporter les trois points suivants :

1° Installation d'un régime ;

2° Traitement général ;

3° Traitement local.

1° **Régime.** — Il est certain que l'intestin ulcéré, présentant parfois des lésions considérables réclame un régime approprié. Il sera donc nécessaire de le mettre au repos et de prescrire au malade l'usage de laitage, de purées de potages. Celui-ci sera considéré comme un sujet atteint d'entérite et alimenté comme tel. En dehors de la période d'état cependant, lorsque les phénomènes dysentériques auront cessé, une alimentation normale pourra lui être permise ; mais il ne faudra pas oublier que bien souvent un brusque écart de régime peut réveiller une crise.

2° **Traitement général.** — Le traitement de la crise dysentérique doit être institué le plus tôt possible « de façon à empêcher la création de ces vieilles ulcérations qui sont une source de kystes et de schizogonie[1] ». Les doses de chlorhydrate d'émétine doivent être suffisantes « 4 centigrammes par jour est certainement une dose trop faible, et 8, 10 et même 12 centigrammes me paraissent une dose à prescrire.

---

[1] Job et Hirtzmann, Dysenterie amibienne et chlorhydrate d'émétine (*Bull. et Mém. Soc. Méd. Hôp. Paris*, nᵒˢ 27, 28, 26 octobre 1916).

J'ajoute que je me vois d'autant plus autorisé à conseiller ces doses relativement fortes que dans aucun des cas nombreux de dysenterie amibienne intestinale et hépatique que j'ai eu à traiter, je n'ai observé le moindre trouble physiologique ni hypotensif, ni nauséeux, ni diarrhéique[1]. » Telle est l'opinion de M. le professeur Chauffard, d'ailleurs admise par tous ceux qui ont eu à traiter la dysenterie amibienne. « Quand on veut détruire un protozoaire, disent MM. les médecins-majors Job et Hirtzmann[2], il faut employer des doses aussi considérables que possible, sans nuire à l'organisme naturellement. » Cependant, ils reconnaissent que les quantités de 16 centigrammes et même de 12 centigrammes sont parfois mal supportées par un certain nombre de malades et « malgré, ajoutent-ils, que Baermann et Heinemann aient prétendu que pour avoir des phénomènes d'intolérance il fallait dépasser 20 centigrammes *pro die*, les nausées, voire les vomissements accusés par les patients nous ont engagé à réduire d'une façon générale à 8 centigrammes la dose quotidienne que nous injectons en deux fois. »

M. Mauté[3] estime également que cette dose de 8 centigrammes par vingt-quatre heures est suffisante. Ce n'est qu'exceptionnellement qu'il a recours aux doses de 12 centigrammes.

---

[1] Chauffard, Etat hémoptoïque chronique consécutif à l'ouverture dans les bronches d'un abcès dysentérique du foie. Guérison par l'émétine *(Bull. et Mém. Soc. Méd. Hôp. Paris*, n° 2, 22 janvier 1914).

[2] Job et Hirtzmann, *loc. cit.*

[3] Mauté, Contribution à l'étude de la dysenterie amibienne *(Presse Médicale*, n° 60, 26 octobre 1916).

La solution d'émétine employée sera autant que possible une solution fraîche et non acide. Ces dernières sont douloureuses et mal supportées, sans bénéfice pour le malade. La voie choisie sera la voie sous-cutanée, les injections intraveineuses étant douloureuses et ne paraissant pas plus efficaces. La dose à injecter en une seule fois sera de 4 centigrammes ; on multipliera les piqûres en les espaçant convenablement dans les cas où il serait nécessaire d'avoir recours aux doses de 8 ou 12 centigrammes.

En tenant compte des principes précédents, on pourra établir la cure d'émétine de la façon suivante : Pendant les quatre premiers jours, on injectera en deux fois 8 centigrammes de chlorhydrate d'émétine (ou même 12 centigrammes en trois fois si l'on ne constate pas de phénomènes d'intolérance). Pendant les quatre jours suivants cette dose sera abaissée à 4 centigrammes.

L'effet immédiat de cette médication est de supprimer les selles sanglantes, mais cette simple cure n'arrive pas toujours à faire cesser les phénomènes diarrhéiques. Dans nombre de cas, les malades gardent des selles nombreuses, molles et pâteuses, mais non dysentériques il est vrai. Il est cependant nécessaire de mettre fin à ce catarrhe intestinal et plusieurs méthodes ont été proposées à cet effet.

On peut, avec avantage, administrer l'ipéca à la brésilienne ou la macération d'ipéca à 60 centigrammes pour 100. On peut ainsi faire absorber 150 grammes de la solution obtenue si l'on constate après la cure d'émétine la persistance de ces phénomènes diarrhéiques. Cette médication est cependant parfois mal acceptée; elle détermine souvent un état nauséeux qui nécessite la plupart du temps son interruption. Aussi, devant ces inconvénients, MM. les médecins-majors Job et Hirtzmann ont-ils eu recours aux pillules de Second à raison de 6 le premier jour, 5 le second, 4 le troisième et en espaçant les prises de pillules d'au moins deux heures. « Il arrive fréquemment, cependant, disent-ils, que les malades ont des nausées; c'est là un phénomène désagréable, mais beaucoup moins fréquent que lorsque l'on administre l'ipéca à la brésilienne ou en macération[1]. »

Devant ces inconvénients de l'administration de l'ipéca et de ses dérivés, MM. Ravaut et Krolunitski, convaincus que la grande activité de l'arséno-benzol contre les protozaires, conseillent son emploi. Ce médicament qui leur a donné de bons résultats, a l'avantage de ne pas fatiguer les malades. Ils ont même utilisé ce médicament contre la phase aiguë de la crise dysentérique et ont observé dans tous les cas une amélioration notable. Les injections intraveineuses sont pratiquées tous les six jours environ en commençant par une dose de 45 centigrammes que l'on augmente progressivement à chaque injection jusqu'à 75 centigrammes. Après une cure de quatre injections les résultats qu'ils ont obtenus sont des plus encourageants.

3° Traitement local. — Le traitement local

---

[1] Job et Hirtzmann, *loc. cit.*

doit viser à améliorer l'état de la muqueuse en agissant directement sur les ulcérations. Il doit viser et chercher à détruire les organismes pathogènes tout en favorisant le processus de cicatrisation des ulcérations. C'est donc une partie du traitement beaucoup plus importante qu'on ne le pense généralement. Les lavements au nitrate d'argent sont susceptibles de donner de bons résultats mais ont, parfois, une action trop brutale. Ceux, au contraire, préparés avec des infusions ou des macérations d'ipéca et employés à l'hôpital de L... par M. le médecin-major Guillemot, semblent avoir une action réellement spécifique sur les ulcérations intestinales. MM. Ravaut et Krolunitski[1] font prendre aux dysentériques un lavement de 200 grammes d'eau physiologique contenant XV gouttes de teinture d'opium et une dose variant de 45 à 60 centigrammes d'arséno-benzol. Quand les selles ne sont pas abondantes, ces lavements sont très bien tolérés et certains malades les conservent pendant plus de vingt-quatre heures.

M. Mauté[2] a fixé dans des règles précises une méthode d'application du traitement de l'amibiase que nous ne saurions passer sous silence. « Après la cure d'émétine, dit-il, si la diarrhée persiste, il faut chercher l'explication de l'échec, et on le trouve souvent dans la constatation d'une association parasitaire (protozoaires ou vers intestinaux). S'agit-il de vers intestinaux, on administre le traitement classique par

---

[1] Ravaut et Krolunitski, *loc. cit.*
[2] Mauté, *loc. cit.*

le semen-contra ou le thymol. Dans le cas de trichomonas, on donne le traitement térébenthiné institué
par Escomel[1]. Bien entendu, si, comme il arrive le
plus souvent, le diagnostic de l'association parasitaire
est posé dès le début, le traitement approprié sera
appliqué aussitôt et concuremment avec l'émétine. »

Pour une plus grande sécurité, l'efficacité du traitement devra être contrôlée par l'observation microscopique. « D'ailleurs, ajoute M. Mauté, la phase dysentérique passée, le malade est loin d'être guéri, et c'est
à partir de ce moment que le médecin doit redoubler
de surveillance à son égard. Après la fin de la première
série de piqûres, je laisse le malade sans médication
spécifique pendant six jours, puis, en supposant
qu'aucune rechute ne se produise, je refais de nouveau
cinq injections de 4 centigrammes. Nouveau repos
d'une semaine, suivi d'une nouvelle série d'injections
à la même dose. Au bout de quelques jours, les selles
sont examinées méthodiquement en vue de la recherche des kystes. Cette recherche est-elle négative, une
nouvelle série de cinq injections d'émétine est refaite
quand même au malade en laissant une période de
repos d'une dizaine de jours depuis l'avant-dernière
série. Nouvelle recherche de kystes amibiens. Si
celle-ci est négative à la suite d'un lavement iodé. je
considère que le malade est guéri et que son isolement
peut cesser. Par précaution, je lui conseille, toutefois,
de se faire faire, au bout de six à huit semaines, une
dernière série d'injections. »

[1] Escomel, Sur la dysenterie à Trichomonas à Arequipa (Pérou
(*Bull. de la Soc. de Path. exotique*, VI ,1913, p. 120).

Grâce à ce traitement, basé sur une observation minutieuse, M. Mauté affirme avoir obtenu d'excellents résultats. Les cures espacées d'émétine permettent d'éviter l'état nauséeux qui résulte, comme nous avons déjà eu l'occasion de le signaler, de son emploi continu et prolongé. Si, dans quelques cas, cette thérapeutique ne donne pas les résultats qu'on en attend, c'est alors que l'on a intérêt à instituer le traitement arsénical préconisé par MM. Ravaut et Krolunitski.

Pour donner encore plus d'efficacité au traitement, on peut lui adjoindre une médication locale au moyen de lavements au néo-salvarsan ou à l'ipéca préparés d'après les indications déjà données.

Les formes frustes seront justiciables de la même thérapeutique que les formes normales. Mais cependant il convient de remarquer, comme l'ont montré M. Marchoux, MM. Ravaut et Krolunitski, Job et Hirtzmann, que l'émétine n'arrive pas à faire disparaître les kystes des selles des malades. Si, en effet, elle a une action élective sur la crise dysentérique et amène la disparition rapide des formes adultes, elle demeure, par contre, sans effet sur les formes chroniques et torpides caractérisées par l'élimination des kystes. On aura donc tout intérêt à employer dans ces formes frustes le traitement à l'arséno-benzol en injections intraveineuses et en lavements.

Les accidents surrénaux seront combattus par des injections d'adrénaline ou par la potion suivante administrée en vingt-quatre heures :

Spartéine . . . . 0,05 cgr.
Strychnine. . . . . 0,001 mgr.
Solution d'adrénaline au 1/1.000. XXV gouttes.

Les formes associées devront faire à la fois l'objet du traitement émétiné et d'une médication spécialement dirigée contre le parasite associé à l'amibe (thymol pour les vers intestinaux, térébenthine pour les trichomonas, arséno-benzol pour les spirilles). La dysenterie amæbo-bacillaire sera surtout justiciable du traitement émétiné ; on lui adjoindra cependant des injections de sérum antidysentérique de Dopter et d'adrénaline si des accidents surrénaux venaient à apparaître.

Le traitement de la dysenterie amibienne est donc essentiellement complexe. Il ne devra être abandonné que lorsque l'on aura constaté après plusieurs examens répétés la disparition complète des kystes. C'est là le seul critérium que nous ayons, non pas de la guérison définitive, mais de la terminaison de la phase aiguë. Le malade débarrassé de sa crise n'est pas pour cela plus stérilisé que ne l'est un syphilitique après une cure de néo-salvarsan. Il demeure exposé à des rechutes toujours possibles. Aussi ne faudra-t-il pas simplement se borner à obtenir la cessation des symptômes dysentériques, mais il faudra instituer un traitement rationnel, méthodique, prolongé, contrôlé de temps en temps par l'observation des selles des malades.

DEUXIÈME PARTIE

ÉPIDÉMIOLOGIE. — ÉTIOLOGIE. — PROPHYLAXIE

CHAPITRE PREMIER

ÉPIDÉMIOLOGIE. — ÉTIOLOGIE GÉNÉRALE

L'étude historique et géographique des manifestations épidémiques ou endémiques de l'amibiase autochtone montre que cette affection présente avant tout le
caractère endémo-épidémique. Elle a été principale—
ment observée sur le front où elle a procédé parfois
par poussées massives ou exacerbations simulant de
véritables épidémies. Contrairement à la dysenterie
bacillaire, qui affectionne tout particulièrement la
saison estivo-automnale, elle est capable de sévir
pendant toute l'année. « Tandis que nous pouvions
isoler très souvent des bacilles dysentériques pendant
les chaleurs de l'été, nous n'avons plus rencontré les
bacilles que rarement pendant l'hiver, alors que les

cas de dysenterie amibienne persistaient encore moins nombreux, il est vrai[1]. »

Parmi les conditions primordiales qui paraissent favoriser son éclosion, le contact des troupes noires et coloniales a tout de suite été invoqué avec justes raisons d'ailleurs. On constata que les malades atteints d'amibiase et n'ayant jamais quitté la métropole étaient le plus souvent incorporés à des régiments d'origine africaine ou appartenaient à des régiments uniquement composés de troupes métropolitaines, mais ayant occupé les tranchées et les cantonnements des premiers. De plus, à chaque arrivée de contingents coloniaux dans un secteur du front ont correspondu des poussées ou des exacerbations de l'affection. Il fut dès lors permis de supposer et d'établir que l'amibiase avait été importée et transmise par lesdites troupes et qu'elle était non seulement contagieuse dans les pays d'endémicité, mais encore dans nos climats.

La dysenterie amibienne est donc, même dans la zone tempérée, une maladie transmissible ; et sa fréquence paraît même, dès maintenant, assez grande pour qu'il soit nécessaire de prendre vis-à-vis d'elle toutes les mesures prophylactiques indispensables. Nous pouvons d'ores et déjà être appelés à la rencontrer au moment où nous y pensons le moins. Il est certain que les conditions actuelles de la guerre avec l'affluence des contingents indigènes nous placent

---

[1] Roussel, Brulé, Barat et André-Pierre Marie, les Associations de l'amibe et des bacilles dysentériques (*Bull. et Mém. Soc. Méd. Hôp. Paris,* nos 7-8, 25 février 1916).

dans des conditions toutes spéciales; mais les faits constatés doivent nous mettre en garde contre le développement de cette affection en France.

L'amibiase étant fonction d'un agent pathogène spécial, il est nécessaire de bien connaître sous quelle forme et de quelle manière il peut se transmettre afin de pouvoir lutter efficacement contre lui. La source de contagion réside incontestablement dans les matières fécales qui contiennent le parasite. Mais l'amibe dysentérique sous sa forme végétative est un être très fragile, incapable de vitalité en dehors de l'organisme. Sa résistance à l'égard des agents extérieurs est trop faible pour lui permettre d'affronter efficacement les intempéries et la dessiccation. Même en été, conservée dans un milieu humide, elle n'est capable que de survivre quelques heures en dehors de son hôte. En admettant même qu'elle pût affronter les influences du milieu extérieur, elle n'est pas susceptible de résister aux sucs digestifs. L'inoculation *ab ore* demeure chez le jeune chat toujours négative.

Il est donc vraisemblable que ce n'est pas sous cette forme que l'amibe parvient jusqu'à l'homme. Le kyste amibien, au contraire, plus résistant est le véritable agent de transmission et de dissémination de la maladie. Dès 1910, M. Garin[1] a montré que l'infestation expérimentale de jeunes chats pouvait se faire *ab ore* au moyen de matières fécales dysentériques desséchées depuis trois semaines. Il faut donc

---

[1] Garin (Ch.), la Dysenterie amibienne autochtone (*Semaine Médicale*, 24 août 1910).

bien convenir que, dans ce cas, les formes kystiques doivent être tenues comme responsables de cette contamination. En 1911, MM. Job et Ernoul[1] ont démontré que sous la forme kystique l'amibe était capable de conserver son pouvoir pathogène pendant au moins quelques jours. C'est dire que l'infection de l'homme se produit probablement par l'ingestion des formes kystiques. De plus, cette contamination est directe, c'est-à-dire que la propagation se fait d'individu à individu, sans nécessiter le passage du kyste chez un hôte intermédiaire.

La voie digestive est vraisemblablement la porte d'entrée de l'agent pathogène. Nous pouvons même ajouter qu'elle est à peu près la seule. Hormis l'éventualité d'une contamination rectale par une canule à lavements souillée de matières suspectes et mal désinfectée, il est difficile de concevoir par quelle autre voie les kystes pourraient parvenir au niveau de l'intestin. Leurs trop grandes dimensions ne leur permettent pas, en effet, d'emprunter la voie sanguine pour être transportés d'un organe quelconque jusqu'au niveau de la muqueuse intestinale.

Le kyste rejeté avec les matières fécales du malade doit affronter les influences extérieures. Sa résistance à leur égard varie suivant le milieu dans lequel il se trouve. Ujihara a montré qu'exposés à la lumière solaire, les kystes amibiens disparaissaient en trois jours, alors qu'ils persistaient au moins pendant un mois dans une chambre. MM. les médecins-majors

---

[1] Job et Ernoul, Un cas de dysenterie amibienne autochtone *(Bull. et Mém. Soc. Méd. Hôp. Paris*, nᵒˢ 29-30, séance 15 octobre 1915).

Job et Hirtzmann ont remarqué que, « fait curieux, la résistance du kyste dans les matières fécales, milieu dans lequel il se trouve naturellement, est moins considérable que dans l'eau ». L'expérience déjà citée de M. Garin d'ailleurs, a démontré qu'au bout de trois semaines, des matières fécales dysentériques étaient encore contagieuses pour le chat.

Kuenen et Swellengrebel, dont les expériences sont rapportées par MM. Job et Hirtzmann, ont démontré que l'eau et l'humidité jouent à l'égard des kystes un véritable rôle protecteur. « C'est ainsi que les kystes exposés aux rayons solaires, mais protégés par une couche d'eau de 7 centimètres de hauteur, n'étaient morts après sept heures que dans la proportion de 50 pour 100. La congélation ne les tue pas, puisque sur 50 plongés dans la glace pendant quelques heures, 13 seulement étaient trouvés morts dans l'eau de fusion. Si on lave des kystes d'*Amœba tetragena* par plusieurs centrifugations successives, et qu'on les expose à la température de l'étuve (à 37 degrés), ils ont tous disparu au bout de trois jours. Si, au contraire, les kystes sont conservés dans l'eau à la température de la chambre, après trois jours ils sont encore tous vivants ; après quatre jours, 3 seulement sur 50 sont morts, et le chiffre reste le même après neuf jours. » Ajoutons que Kuenen et Swellengrebel, se basant sur le fait que les cellules mortes se colorent par l'éosine, alors que les cellules vivantes résistent à la pénétration de cette matière, considèrent un kyste comme mort quand il prend intensivement ce colorant.

MM. les médecins-major Job et Hirtzmann[1] ont
également recherché à déterminer pendant combien
de temps les kystes pouvaient conserver leur viru-
lence. Ils se sont basés pour cela, non plus sur un
procédé de coloration, mais sur une méthode biologique. « Nous introduisons dans 15 centimètres cubes
d'eau de source 5 centimètres cubes de matières
fécales contenant des kystes. Cinq jours après, nous
prenons une série de quatre petits chats de cinq
semaines et nous leur faisons ingérer, à vingt-quatre
heures d'intervalle, à chacun un tube du mélange ci-
dessus, après l'avoir incorporé dans du lait. Nous
avons donc un chat qui a consommé du mélange le
sixième jour, un le septième, un autre le huitième, et
enfin le dernier, le neuvième. Un seul de nos chats
est mort sans jamais avoir présenté des signes de
dysenterie ; à l'autopsie son intestin était absolument
sain. Les trois autres chats sont restés bien portants.
Nous nous étions assurés qu'au moment de l'ingestion,
eau le mélange, matières fécales, contenait des kystes :
mais nous avions constaté qu'ils se laissaient pénétrer par l'éosine. Ils devaient donc être morts, si l'on
accepte la façon de voir de Kuenen et Swellengrebel. »

De toutes ces expériences, il résulte que la conservation du kyste nécessite un milieu humide et que,
même en ce milieu, sa résistance est limitée. A cet
égard, les saisons pluvieuses, les endroits humides et
marécageux, les flaques d'eau, la boue, les marelles,

[1] Job et Hirtzmann, les Modes de propagation de la dysenterie
amibienne au Maroc (*Bull. et Mém. Soc. Méd. Hôp. Paris*, nos 25-26,
séance 28 juillet 1916).

joueront vis-à-vis d'eux un rôle protecteur. Les chaleurs de l'été, au contraire, et la sécheresse, tendront
à les détruire. Leur résistance vis-à-vis de la congélation explique la persistance de l'affection pendant
la saison froide. On ne sera donc pas étonné de voir le
nombre de cas présenter un maximum à la période
pluvieuse de la saison automnale et de l'hiver, et un
minimum pendant l'été. C'est d'ailleurs la constatation faite par MM. Roussel, Brulé, Barat et André-
Pierre Marie[1], qui signalent, à l'occasion d'une épidémie d'amibiase, dans la région du Nord, « qu'à
mesure que l'hiver s'avançait, les cas de dysenterie
devenaient de plus en plus rares. Tous étaient examinés longuement, mais, si nous trouvions encore
assez fréquemment des amibes, nous ne pouvions plus
isoler, que rarement, du bacille dysentérique[1]. » Au
Maroc, MM. les médecins-majors Job et Hirtzmann[2]
publient, pour la ville de Casablanca, une répartition
par mois des cas d'amibiase superposable aux constatations faites dans nos climats par les auteurs précités.

La différence qui existe dans les caractères des
épidémies de dysenterie bacillaire et des cas d'amibiase s'explique par la dissemblance de leurs agents
pathogènes. Les microbes, en effet, émis par le
malade, sont innombrables, et innombrables sont
ceux qui peuvent souiller un même point. D'ailleurs,
leur aptitude à cultiver peut s'exercer même en dehors
de l'organisme sur un milieu de culture favorable à

---

[1] Roussel, Brulé, Barat et André-Pierre Marie, *loc. cit.*
[2] Job et Hirtzmann, *loc. cit.*

leur développement et donner naissance à une multiplication active. Leurs mouvements propres leur permettent de se répartir à peu près uniformément dans la masse d'eau qu'ils ont infectée. Cela nous explique que l'apparition et l'extension de l'affection seront brusques, car seront contaminés presque en même temps tous ceux qui auront utilisé le même point d'eau. Le kyste, au contraire, véritable masse inerte incapable de déplacements, n'obéit qu'aux seules lois physiques de la pesanteur. Il ne peut donc se répartir d'une façon homogène dans une masse liquide. Son élimidation, moins abondante que celle des bacilles, et son inaptitude à se multiplier en dehors d'un organisme, lui enlèvent la faculté d'infester d'une façon intensive le point d'eau qui l'héberge. C'est ainsi que, parmi les individus s'étant servis à la même source, certains pourront être contaminés tandis que d'autres demeureront indemnes.

Les conditions étiologiques qui provoquent l'éclosion de la maladie étant connues, restent à préciser quels sont les principaux facteurs de sa transmission.

CHAPITRE II

TRANSMISSION ET CONTAGION DE L'AMIBIASE

Les kystes amibiens rejetés au dehors avec les selles suivent le sort des excreta. Mais leur élimination par le dysentérique n'est pas constante pendant toute la durée de la maladie. Celui-ci n'en expulse qu'à la période de déclin des crises ou parfois dans leur intervalle. Ce n'est donc pas pendant la période aiguë que le malade est susceptible de contaminer le sol, mais, au contraire, au moment où il va entrer en convalescence. En période aiguë, le malade n'émet que des amibes sous forme végétative ; en revanche, au fur et à mesure que se développe le processus de guérison, des kystes peuvent apparaître et l'ancien dysentérique devient d'autant plus dangereux que son état de santé lui permet de se déplacer et qu'il ne prend plus aucune précaution pour rendre ses matières inoffensives.

De même, les malades atteints de formes frustes constituent un péril constant pour leur entourage. Ignorant la plupart du temps leur affection, ils sèment inconsciemment autour d'eux les kystes dont ils sont porteurs. La conservation de leur bon état de santé, la bénignité des symptômes qu'ils présentent ne les signalent pas à l'attention. Aussi, aucune mesure n'étant prise contre eux, ils entretiennent les foyers d'endémicité et en créent de nouveaux.

Comment le kyste éliminé avec les déjections des malades peut-il parvenir jusqu'à l'organisme qu'il va infecter?

Assurément, le mode de transmission le plus simple est celui de la contagion directe; mais il est rare et limité par des conditions bien définies. Les porteurrs de kystes ou les dysentériques amibiens ne sont en rien comparables aux semeurs de bacilles diphtériques ou de méningocoques qui hébergent les germes pathogènes dans les fosses nasales, le rhino-pharynx, la cavité buccale. Ceux-ci sont contagieux parce qu'ils projettent d'une matière ininterrompue ces bacilles dans l'atmosphère, sur le visage, sur le nez, les conjonctives et les mains de l'interlocuteur. La contagion directe par le kyste ne peut, au contraire, s'exercer que si des particules de matières fécales apportées par des mains sales sont déposées sur des aliments. Il résulte de là que les plus dangereux porteurs de germes seront ceux qui exercent une profession alimentaire (cuisiniers, marmitons, etc.), et souillent par l'intermédiaire de leurs mains sales les mets qu'ils préparent. La malpropreté est, en effet, presque toujours à la base de la contagion directe. Les mains sont, en dernière analyse, les organes récepteurs et les organes transmetteurs du kyste amibien. C'est la main sale du porteur de germes qui, ayant manipulé les aliments, les souille de kystes et les transmet ainsi aux autres personnes de son entourage.

Mais si ce mode de contagion est possible, il est, comme nous l'avons dit, limité à des conditions bien définies, et d'ailleurs, même dans ce cas, un intermédiaire est nécessaire pour permettre au kyste de parvenir jusqu'à l'individu qu'il infectera.

Bien plus importante, par conséquent, est la voie de contagion détournée.

Le kyste amibien, d'où qu'il vienne, transporté avec les matières fécales, trouve un abri dans les lieux humides, la boue, les flaques d'eau, les marelles.

Cette contagion du sol par les déjections spécifiques est très commune en temps de guerre, on peut même dire qu'elle est constante. A ce sujet, les camps et les bivouacs offrent des causes redoutables d'infection ; si les soldats, ce qui est fréquent, déposent leurs excréments non dans les feuillées, mais au voisinage de celles-ci et que par surcroît, la pluie vienne détremper le sol, chaque visite aux feuillées est l'occasion d'une contamination des chaussures. On ne consate que trop souvent les dépôts de déjections humaines au voisinage des tentes, abris, etc. Il faut bien remarquer d'ailleurs que l'obligation en certaines régions de ne sortir que la nuit et sans lumière pour éviter les coups de feu, n'est point faite pour augmenter la propreté des abords du camp ou du bivouac.

La contamination du sol s'étend à la paille de couchage, aux couvertures sur lesquelles le soldat est parfois obligé de monter avec les chaussures souillées de boue infectée ; enfin, aux mains des troupiers à l'occasion du nettoyage de ces effets. Puis, par leur

intermédiaire, il contamine les aliments qu'il con-
sommera crus (pain, salade, etc.).

Le sol transmet également aux eaux de boisson la
souillure qu'il a reçue. L'eau, infectée directement ou
par l'intermédiaire du sol, est peut-être le facteur le
plus important de la transmission de la dysenterie
amibienne. Nous avons d'ailleurs vu qu'elle jouait
vis-à-vis du kyste un certain rôle protecteur. Les
eaux de surfaces circulantes ou stagnantes sont les
plus exposées à cette souillure. Les puits, citernes,
flaques d'eau, mares, trous d'obus, seront principalement sujets à être contaminés. Les eaux de profon-
deur, au contraire, jouissent d'une certaine immunité.
Si les sources et la nappe aquifère peuvent être
infectées facilement par les bacilles à cause de la multiplicité et des faibles dimensions de ceux-ci, elles ne
le seront que rarement par les kystes. Leurs dimensions ne leur permettent que de circuler à travers des
fissures suffisamment larges et leur nombre est trop
restreint pour produire une contamination massive.
La nature du sol, calcaire, fissuré, crayeux, influe
évidemment sur la perméabilité plus ou moins grande
aux kystes. A ce point de vue, les terrains fissurés,
ceux qui laissent voir des trous sont dangereux, car
ils peuvent laisser passer les eaux malsaines et les
excréments dilués par la pluie à leur surface. Les sols
sablonneux, au contraire, qui sont capables de retenir
les bacilles, ne se laisseront pas *a fortiori* traverser
par les kystes. Nous avons vu d'ailleurs que la répartition de ceux-ci dans la masse liquide n'étant pas
uniforme, les points les plus dangereux seront situés

dans la partie profonde, c'est-à-dire là où ils seront tombés par leur propre poids.

Le rôle de l'eau dans la transmission de l'amibiase est invoqué par la plupart des auteurs qui se sont occupés de l'étiologie de l'affection. Les constatations de Colin dans les Antilles, de Lalluyaux d'Ormay en Cochinchine, de Barailler à la Guadeloupe, de Barthélemy lors de la campagne du Dahomey et rapportées par MM. Job et Hirtzmann[1], sont en faveur du rôle important joué par l'eau dans la propagation de la maladie. Pendant l'expédition de Chine, la cause des atteintes nombreuses de dysenterie observées parmi les troupes européennes a été attribué à l'usage des eaux vaseuses de la plaine de Peï-Ho. Au contraire, les Chinois qui consommaient du thé demeuraient indemnes. Lors de la campagne du Dahomey, tant que les troupes purent s'alimenter d'eau filtrée au moyen de filtres Chamberland, elles n'eurent pas de dysenterie. Celle-ci apparut lors de la marche sur Abomey et lorsque les eaux boueuses encrassèrent les filtres. Patrick Manson fait observer que l'amélioration de la qualité de l'eau a entraîné aux Indes anglaises une diminution de la morbidité par dysenterie amibienne. La méthode de Schüffner, consistant à fournir une infusion de thé aux Chinois employés à Sumatra à la cueillette du tabac et exposés à boire des eaux contaminées, abaissa d'une façon sensible la mortalité par dysenterie amibienne. Enfin, au

[1] Job et Hirtzmann, les Modes de propagation de la dysenterie amibienne au Maroc (*Bull. et Mém. Soc. Méd. Hôp. Paris*, n°⁵ 25-26, séance 28 juillet 1916).

Maroc, les constatations de MM. Job et Hirtzmann [1] aboutissent aux mêmes conclusions.

En France, des expériences précises n'ont pas été faites, mais il est permis de supposer que les conditions de la transmission de l'amibiase par l'eau potable doivent être les mêmes. C'est en buvant de l'eau souillée qu'il recueille parfois dans les trous d'obus ou dans les flaques qui existent à proximité de la ligne de feu que le soldat altéré se contamine. La chaleur et la soif aidant, l'homme ne se préoccupe pas du danger que présente la consommation d'une eau quelconque, il n'écoute que son désir.

Mais le rôle joué par l'eau n'est pas le seul en cause dans la transmission de l'amibiase. Celui des aliments crus intervient également pour une grande part. Stiles [2] insiste tout spécialement sur le danger que présentent les aliments susceptibles de contamination fécale. Crabter a observé au pénitencier de Calebra, cinq cas de dysenterie amibienne dus vraisemblablement à la souillure des légumes crus par des excreta virulents.

La plantation des légumes dans un sol fumé avec de l'engrais humain ou leur arrosage direct avec un mélange d'eau et de matières fécales, ou simplement avec de l'eau suspecte, est une pratique déplorable qui est la cause de nombreux cas épidémiques. Il est certain que, sur le front, les inconvénients de cette

---

[1] Job et Hirtzmann, *loc. cit.*

[2] Stiles (C.-W.), The value of Protozoa as an aid in determining fecal contamination of the food supply (*Publ. Health Reports*, XXVIII, 1913, p. 290).

pratique ne se font pas sentir, mais dans les cantonnements de repos habités par des coloniaux elle pourrait être dangereuse.

Enfin, il n'est pas jusqu'aux mouches qui n'aient été incriminées dans la propagation de l'amibiase. Leur rôle dans la dissémination de certaines maladies a été démontré depuis longtemps. Il est indéniable qu'elles sont capables de propager les germes de nombreuses maladies infectieuses, en particulier de la fièvre thyphoïde, du choléra, de la dysenterie bacillaire. Faut-il leur accorder une importance aussi grande dans la propagation de la dysenterie amibienne? D'une façon générale, elles peuvent disséminer les germes pathogènes de deux façons différentes. Tantôt les microbes sont directement transportés au moyen des pattes, des ailes ou des pièces buccales de l'insecte, des déjections d'un malade sur les aliments d'un individu sain, tantôt, après avoir été avalées par l'insecte, les bactéries sont ensuite déposées avec les excréments sur les divers ustensiles de cuisine. On a, en effet, remarqué que les microbes pouvaient traverser le tube digestif des mouches sans subir aucune modification et sans provoquer aucun trouble chez leur hôte accidentel. Grassi, Calandraccio, Nicoll et Hart, ont également démontré que des œufs de parasites pouvaient traverser le tube digestif des mouches, sans en souffrir. Il est donc possible de penser qu'il en est de même pour les kystes.

Les expériences de Kuenen et Swellengrebel, citées

par MM. Job et Hirtzmann[1], ne sont pas cependant très démonstratives. Ces auteurs n'ont pu mettre en évidence des kystes dans l'intestin des mouches placées au contact des matières fécales dysentériques. Ils ont alors cherché si ces insectes étaient capables de transporter ces germes pathogènes à la surface de leurs corps. A cet effet, ils en ont introduit un certain nombre dans des tubes contenant des matières fécales renfermant des kystes. Mais, à leur sortie, les mouches étaient trop souillées pour pouvoir reprendre leur vol et transporter à distance des germes pathogènes. Il est rare cependant que, dans les conditions ordinaires, les mouches se souillent à un tel point ; aussi, pour plus de précision, ont ils essayé de se rapprocher davantage de la réalité. Dans une cage ils placent un récipient avec des matières fécales contenant des kystes, puis y introduisent des mouches. Celles-ci vivent une somme de leur vie naturelle et, après quarante-huit heures, alors que l'on pouvait encore décéler la présence des kystes dans les fèces, on n'en trouvait aucun ni sur les mouches, ni dans leur intestin.

Faut-il conclure de ces expériences que les mouches sont incapables de transporter des kystes à distance et n'ont aucun rôle dans la dissémination de la maladie ? Le fait de ne pas découvrir de kystes à la surface de leurs corps n'implique pas qu'il ne puisse jamais y en exister. Il paraîtrait même étrange, comme le pensent MM. Job et Hirtzmann, « qu'un

---

[1] Job et Hirtzmann, *loc. cit.*

insecte qui vient de se souiller les pattes et la trompe
au contact des fèces virulentes et qui immédiatement
après va se poser sur les aliments, ne puisse être
dangereux. Nous pensons donc que, pour la dysenterie amibienne comme pour la dysenterie bacillaire,
les mouches doivent être un agent important de propagation.

CHAPITRE III

PROPHYLAXIE

L'extension de la maladie en certain points du front a imposé la nécessité de prendre des mesures prophylactiques à l'égard de la dysenterie amibienne. Elles doivent, avant tout, se baser sur les notions étiologiques exposées dans les pages précédentes. Mais elles n'auront plein effet que si les connaissances relatives à ces modes de propagation sont connues de tous. Il est donc, avant tout, nécessaire de faire l'éducation hygiénique du soldat. Il ne saurait être douteux que les règles les plus élémentaires d'hygiène sont encore ignorées par beaucoup et que, répandues à la mesure qu'il convient, elles exerceraient une influence heureuse sur la diminution des maladies contagieuses et de l'amibiase en particulier. C'est pourquoi un enseignement sommaire, sous forme de courtes conférences, est d'une grande utilité.

A quoi serviront les installations hygiéniques que l'on s'efforce d'établir dans les camps et bivouacs, si le soldat n'en comprend pas l'utilité.

Il convient donc de lui expliquer en des termes

concis, précis et clairs, l'utilité des mesures auxquelles on lui conseille de se soumettre. Souvenons-nous avant tout, que le soldat est plutôt indiscipliné, et que bien souvent par oubli, par inconscience il néglige ou juge superflus les préceptes indispensables dont il ne comprend pas la portée. Aussi, cet enseignement devra-t-il être secondé par une surveillance et une discipline sévères, afin que la faute d'un individu ne vienne pas compromettre le résultat qu'avec tant de peine l'on aura cherché à atteindre.

Ceci dit, nous pouvons établir en principe que la prophylaxie de l'amibiase doit viser les points suivants :

a) Le malade et les porteurs de kystes ;
b) Son entourage ;
c) Tous les intermédiaires inertes ou animés, capables de véhiculer les amibes pathogènes ou ses formes kystiques et de les communiquer à l'homme sain (eau, aliments, mouches).

a) Le malade atteint de crises dysentériques est relativement peu dangereux, car il n'émet que des amibes sous forme végétative, qui sont trop fragiles pour résister aux agents extérieurs. D'ailleurs, en cas de crise confirmée, le malade est l'objet d'un isolement et d'une surveillance spéciale qui réduisent ses chances de contagion. Au contraire, les individus atteints de formes frustes, les porteurs de kystes, les convalescents qui émettent, sèment et disséminent un peu partout les germes dont ils sont porteurs, sont les véritables propagateurs de l'infection. Ils sont d'autant plus dangereux que la conservation apparente de leur état de santé ne les signale à l'attention de personne.

On s'efforcera donc de dépister les formes anormales d'infection qui peuvent entraîner la contagion.

Dès qu'un semeur de kystes sera reconnu, il sera utile de lui signaler le danger que constituent ses excreta et la manière de les rendre inoffensifs : défense de déposer ses déjections au voisinage des puits, des sources, des jardins, etc. ; obligation d'un lavage soigneux des mains après chaque exonération ; enfin, abandon de toute profession ressortissant de l'alimentation. Il est douteux, toutefois, qu'ils cherchent à se soumettre d'une façon suffisante aux règles qu'on leur indiquera. Aussi le meilleur moyen de rendre inoffensifs les porteurs de germes serait de procéder à leur isolement rapide.

b) En ce qui concerne les personnes qui entourent ou qui soignent les malades, on leur indiquera la nécessité de se laver soigneusement les mains, d'éviter de manger dans les salles des malades, etc., etc.

c) En campagne, les moyens prophylactiques les plus stricts doivent être pris. Le surpeuplement momentané des cantonnements de repos, la quantité d'effectifs, la promiscuité des hommes et l'insouciance du soldat sont des facteurs de premier ordre dans la propagation de la maladie. Toutes les fois que les conditions d'emplacement le permettront, l'installation des cantonnements, camps, bivouacs, devra faire l'objet de précautions hygiéniques minutieuses. Un camp doit se rapprocher autant que possible, par son installation hygiénique, d'une agglomération urbaine.

Comme la recherche des porteurs de kystes exigerait beaucoup trop de temps et ne donnerait pas tous les résultats qu'on en espère, on devra en principe considérer toutes les déjections comme suspectes.

On évitera d'abord d'installer un camp ou bivouac sur un emplacement antérieurement occupé par des troupes coloniales. Si l'on est obligé de recourir à cette éventualité, il faudra effectuer un nettoyage soigneux du sol et une désinfection des anciens abris. Les cuisines seront disposées loin des latrines, des feuillées des dépôts d'ordures.

Les feuillées feront l'objet de toute l'attention. Elles seront autant que possible confortables, d'un accès facile et en nombre suffisant. Quand l'éloignement de l'ennemi le permettra, elles seront éclairées la nuit. Elles devront être soigneusement surveillées et désinfectées quotidiennement avec du chlorure de chaux, du sulfate ferreux ou de l'huile lourde de houille. Leurs abords seront tenus très propres afin d'éviter la répugnance que les hommes affectent parfois pour s'y rendre.

Les débris de cuisine feront aussi l'objet de soins spéciaux. Ils ne sont pas cependant aussi dangereux propagateurs de l'amibiase que de la dysenterie bacillaire de la fièvre typhoïde ou du choléra. On devra, pourtant, prendre contre eux des dispositions spéciales. Chaque fois que l'éloignement de l'ennemi le permettra, les ordures ménagères et les détritus seront incinérées dans des fours spéciaux faciles à construire. Ces fours seront disposés à l'une des extrémités du camp, de manière que les vents dominants ne rabattent pas les fumées sur les abris.

On interdira, sous peine de punitions sévères, la souillure du sol du camp, des abords des tentes et de baraquements, du voisinage des puits et des sources par les matières fécales humaines. On s'attachera également à faciliter l'écoulement des eaux de pluie et à dessécher, quand elles existent, les flaques d'eau susceptibles de mettre les kystes amibiens à l'abri de la dessication.

La paille de couchage, trop souvent répandue sans souci sur le sol et facilement contaminable, dans ces conditions, par les chaussures souillées de boue, devra être limitée par les clayonnages et souvent renouvelée. Chaque fois qu'il sera possible de le faire, des couchettes seront aménagées.

Mais les circonstances de guerre ne permettent pas toujours de poursuivre avec rigueur toutes les mesures prophylactiques. Malgré toute l'énergie, la ténacité, la foi et l'esprit d'initiative des médecins, il arrive rarement qu'ils puissent appliquer les règles d'hygiène dans tous leurs minutieux détails. En admettant même qu'ils mettent à la disposition du soldat tout ce qui est nécessaire pour leur scrupuleuse observation, celui-ci, hostile à toutes les mesures d'hygiène quelles qu'elles soient, négligera de s'y conformer. Il faut d'ailleurs remarquer que c'est parfois difficile. L'obligation, en certaines régions, de sortir sans lumière pour éviter les coups de feu, est parfois un grand obstacle. Bien souvent, aux tranchées, le tir de l'ennemi rend l'installation impossible et le fonctionnement des feuillées difficile.

Aussi, en présence des possibilités constantes d'infection du sol, les médecins devront-ils s'attacher à considérer toutes les eaux comme suspectes et à les stériliser systématiquement. Nul n'ignore que le soldat a une tendance naturelle à consommer toute eau, dangereuse ou non, qu'il rencontre : or, comme nous avons eu l'occasion de le dire, l'eau est un aliment offrant à la forme de résistance du parasite de la dysenterie amibienne les plus grandes chances de survie.

Il arrive fréquemment que, poussé par la soif, la fatigue, et, bien souvent aussi, par le défaut de toute eau pure, l'homme ne se préoccupe pas du danger que présente la consommation d'une eau quelconque. Parfois même, si les corvées d'eau n'ont pu parvenir en première ligne, il est réduit à boire le liquide impur qu'il recueille dans les trous d'obus ou les flaques d'eau du champ de bataille. Il ne suffira donc pas de faire pressentir au troupier les graves inconvénients qu'il risque par l'usage de telles eaux ; il faudra le mettre hors d'état de les consommer en lui fournissant en quantité suffisante de l'eau stérilisée. Si cela n'est pas possible, on lui conseillera de faire bouillir celle qui doit lui servir de boisson.

Avant de monter aux tranchées, il sera prudent de faire emporter par chaque homme une provision d'eau épurée.

La stérilisation des eaux par la javellisation communément employée aujourd'hui, ne donnera cependant qu'une sécurité toute relative. Le kyste amibien, avons-nous dit, ne ressemble en rien à un bacille. Alors que ceux-ci peuvent être influencés dans leur développement par des quantités minimes de chlore libre, le kyste, au contraire, pourra résister à des doses qui seraient nuisibles à l'organisme. Bien que des expériences n'aient pas été tentées dans ce sens, il est permis de supposer que si le kyste est capable de résister aux sucs digestifs, il peut *a fortiori* ne pas être influencée par les minimes quantités d'eau de Javel employées pour la stérilisation des eaux potables.

Le procédé physique de stérilisation sera préférable. Les dimensions des kystes, en effet, ne leur permettent pas de passer à travers les pores d'un filtre Chamberland. D'ailleurs, les bons résultats que cette méthode a donnés à Barthélemy, lors de l'expédition au Dahomey, doivent la faire admettre comme la méthode de choix. Elle pourra être suppléée par l'ébullition quand elle sera impossible à réaliser faute d'appareils nécessaires.

Nous avons déjà eu l'occasion de signaler que la méthode de Schüffner, dite de prophylaxie par le thé, et consistant à distribuer à des ouvriers chinois exposés à l'infection amibienne des infusions de thé, même pendant leur travail, eut pour résultat d'abaisser la mortalité par dysenterie amibienne de 70 à 10 pour 10.000.

La lutte contre les mouches devra également être entreprise par tous les moyens dont on pourra disposer.

Elle sera, d'ailleurs, grandement aidée par les mesures prises contre l'accumulation des détritus, leur stérilisation et l'entretien journalier des feuillées. La protection des aliments contre ces insectes sera assurée par leur conservation dans des garde-manger munis de toile métallique.

Il convient également d'inviter les hommes atteints de symptômes suspects, ou de phénomènes diarrhéiques, à se présenter sans retard à la visite médicale. Trop souvent, certains ne se font porter malades qu'en dernière extrêmité.

D'ailleurs, ces règles indispensables à la prophylaxie de l'amibiase ont fait l'objet d'une circulaire du G. Q. G. que je ne puis manquer de rapporter ici [1].

« La dysenterie amibienne est susceptible de se transmettre en nos climats par des malades qui l'y importent des pays chauds. Cette transmission a été constatée en divers points de la zone des armées.

« De ces infections amibiennes constatées sur notre sol (elles ont été parfois mortelles), quelques-unes présentent des caractères nettement dysentériques; les autres se traduisent par des signes d'une entérite d'intensité variable, récidivante avec courtes crises glairo-sanguinolentes et dont la nature véritable n'a été définie que par la constatation au microscope (examen direct) des amibes ou de leurs kystes dans les déjections. Ces dernières formes peuvent passer méconnues sous des apparences diverses (entérite

---

[1] **Prophylaxie de la dysenterie amibienne** (*Circulaire du G. Q. G.,* septembre 1916).

banale, diarrhée chronique, syndrome dysentérique, etc.), et même à plusieurs reprises la maladie
s'est affirmée par la survenance d'un abcès hépatique.

« La nécessité s'impose donc aux médecins des
troupes indigènes, ou travailleurs coloniaux de rechercher, séparer, et traiter avec soin les hommes
atteints de dysenterie ou de rectite amibienne.

« L'amibiase ne peut se communiquer que par les
déjections des malades ; la voie d'infection paraît être
uniquement la voie digestive. Aussi, convient-il de
prendre des mesures à l'égard de déjections dange-
reuses.

« Dans les infirmeries ou hôpitaux, les camps de
l'intérieur pour troupes indigènes, le mode général de
vidanges est la tinette mobile dont le contenu est
utilisé au gré de l'entrepreneur. Malgré les incerti-
tudes actuelles sur l'évolution des amibes dans le
milieu extérieur, on peut supposer que l'épandage sur
le sol des matières contenant des kystes ne doit pas
être dénué de dangers. En conséquence, il sera prudent, dans la mesure du possible, d'incinérer les
matières fécales provenant de dysentériques amibiens.

« A défaut d'incinération, elles seront toujours
enfouies dans une tranchée profonde. Après chaque
apport, elles seront copieusement arrosées d'un lait
de chaux ou de crésyl, puis recouvertes d'une couche
de terre. »

Nous devons donc nous habituer, dès maintenant,
à cette idée que la dysenterie amibienne dans nos
régions peut être soumise aux mêmes lois que dans
ses zones naturelles d'endémicité. De ce fait, nous

sommes peut-être appelés à la rencontrer au moment où nous y pensons le moins.

Il est certain que les circonstances de la guerre actuelle nous ont placés dans des conditions spéciales. L'affluence des contingents coloniaux, le stationnement prolongé à leur contact, la promiscuité continuelle des hommes, le surpeuplement exagéré des cantonnements ajoutés aux difficultés d'application des mesures d'hygiène, n'ont pas été étrangers à l'extension de la maladie. Mais les faits que nous avons constatés doivent cependant nous mettre en garde contre le développement de cette affection en France.

CONCLUSIONS

Des faits précédemment exposés, il résulte que :

I. — La dysenterie amibienne est une affection susceptible de se transmettre dans nos climats.

II. — Elle peut évoluer sous diverses formes anormales, parfois foudroyantes, parfois frustes qui en rendent le diagnostic très malaisé.

III. C'est une affection chronique à rechutes liées vraisemblablement à l'évolution schizogonique du parasite.

IV. Le chlorhydrate d'émétine demeure le meilleur remède de la crise, mais il ne met pas à l'abri des rechutes. On doit lui associer une thérapeutique adjuvante, particulièrement dans les cas où l'examen des selles aurait révélé la présence de parasites ou de bacilles dysentériques associés à l'amibe.

V. — Les propagateurs de l'affection sont, non pas les dysentériques amibiens en période aiguë faisant l'objet de mesures d'isolement et n'éliminant d'ailleurs que des formes amibiennes adultes peu résistantes, mais les malades convalescents et les porteurs de kystes qui répandent autour d'eux les formes de résistance du parasite.

VI. — En dehors d'une contamination directe possible, la maladie paraît le plus souvent transmise par l'usage d'une eau souillée, mais elle peut l'être également dans une certaine mesure par la consommation d'aliments crus infectés de kystes.

VII. — Les mesures prophylactiques que l'on devra prendre contre le développement de l'amibiase devront s'inspirer de ces constatations étiologiques :

a) Isolement des porteurs degermes ;
b) Organisation d'installations hygiéniques (surveillance des camps, bivouacs, etc.) ;
c) Stérilisation des eaux de boisson ;
d) Lutte contre les mouches.

TABLE DES MATIÈRES

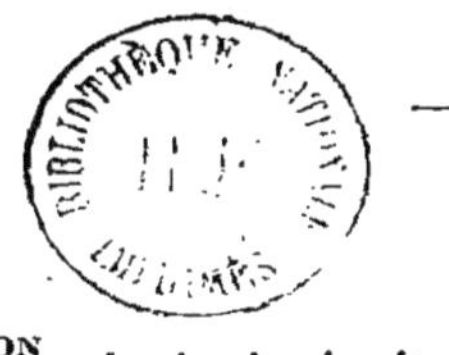

Lyon. — Imprimerie A. REY, 4, rue Gentil. — 72695